アロマテラピーインストラクター

制度改正後の出口調査分析による

改訂版 試験対策&問題集

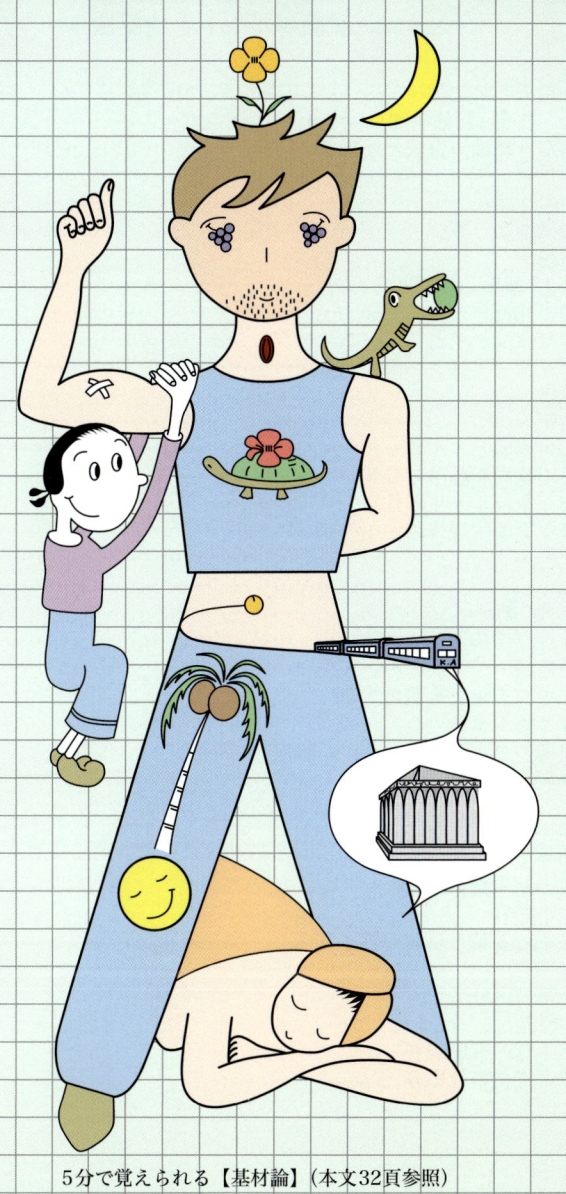

5分で覚えられる【基材論】（本文32頁参照）

CONTENTS

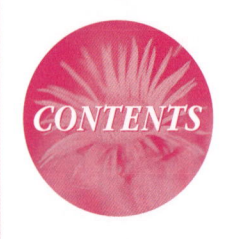

はじめに……………………………………………… 4
本書の勉強法………………………………………… 5

Part 1
出題予測の試験ポイントと暗記法

＜精油学＞
精油一覧表と暗記法………………………………… 10
主成分・作用（精油名別）一覧表………………… 18
成分名別・精油一覧表と暗記法…………………… 22
精油の化学…………………………………………… 26
その他の用語………………………………………… 28
精油の製造法一覧…………………………………… 29

＜基材論＞
植物油12種類一覧表と暗記図……………………… 30
その他の基材………………………………………… 34

＜ホスピタリティとコミュニケーション＞……… 34

＜ボランティア論＞………………………………… 35

＜健康学＞
食生活………………………………………………… 36
・3大栄養素とアルコール………………………… 36
・主な不飽和脂肪酸の分類………………………… 36
・主なミネラルと生理作用………………………… 37
・ビタミンの生理作用……………………………… 38
休養…………………………………………………… 40
運動…………………………………………………… 40
健康管理（肥満）…………………………………… 40
健康管理（疾病とその予防）……………………… 41
女性の健康…………………………………………… 42
・女性ホルモン名を整理する
・性腺とホルモン
・性周期のホルモンと各相の仕組み

＜メンタルヘルス＞
ストレスと疾病……………………………………… 44

＜解剖生理学＞
身体の発生…………………………………………… 46
・生体の基本構造
・細胞小器官
・遺伝子と受精と胚葉の覚え方
脳神経系……………………………………………… 48
・神経系の区分一覧
・脳の構造
・大脳半球の機能局在
・排尿と排便の仕組み

- ・末梢神経：脳神経と覚え方
- ・自律神経：交感神経と副交感神経の作用
- ・神経伝達のメカニズム
    - ・神経組織の構成
    - ・ニューロン
    - ・神経線維　・神経の興奮伝導

身体の発生（組織）……………………………………… 53
恒常性（ホメオスターシス）………………………… 53
内分泌系 ………………………………………………… 54
- ・各内分泌器官一覧と覚え方

免疫系 …………………………………………………… 56
- ・血球の種類と働き一覧表
- ・免　疫
- ・免疫システム
- ・非特異的防御機構（一般的防御機構）
- ・特異的防御機構（リンパ球を中心とする免疫反応）
- ・ナチュラルキラー細胞（NK細胞）
- ・抗体とは　・主な免疫疾患

嗅　覚 …………………………………………………… 60
- ・香りの伝達経路
- ・嗅覚の伝達に関する用語
- ・嗅覚の特殊性

皮　膚 …………………………………………………… 62
- ・皮膚の構造と働き　・皮脂膜の特徴と働き
- ・ターンオーバー　・メラニンと紫外線とビタミンC
- ・皮膚の構造　・皮膚とビタミンE

アロマテラピー歴史年表とポイント ………………… 65

Part 2
改正後の出口調査分析による 選択模擬テスト

- ・選択模擬テスト①　………　70
- ・選択模擬テスト②　………　85
- ・選択模擬テスト③　………　99
- ・選択模擬テスト④　………　114
- ・選択模擬テスト⑤　………　128
- ・選択模擬テスト⑥　………　143
- ・選択模擬テスト⑦　………　158
- ・選択模擬テスト⑧　………　173

Part 3
改正後の出口調査分析による ○×問題集

- ・○×問題①精油学総論　…　190
- ・○×問題②精油学各論　…　197
- ・○×問題③基材論　………　204
- ・○×問題④健康学　………　206
- ・○×問題⑤歴史　…………　215
- ・○×問題⑥解剖生理学　…　220
- ・○×問題⑦メンタルヘルス…　236
- ・○×問題⑧ホスピタリティと
　　　　　　　コミュニケーション…　238
- ・○×問題⑨ボランティア論…　240

あとがき ………………………………………………… 242

はじめに

　アロマテラピーとハーブの普及に携わるようになり20年以上が経ち、AEAJの資格認定校で、インストラクターやセラピストの講師も務め、15年前より「インストラクター試験直前対策講座」を続けています。生徒さんや購読者の方から、「まとめられた資料のおかげで、短時間で覚えることができ、何よりも出題傾向がすごく似ていて役に立ちました。」などと、数々の合格、感謝の報告を戴くようになり、改訂版5刷目を迎えることになりました。

　今回、2014年度の AEAJ「資格制度および認定スクール制度の改正」に伴い、新しく加わった科目や変更、削除された科目など、『資格マニュアル』と出口調査分析に沿って変更を加えました。
　試験の様式も、従来からの選択模擬テストの他に、解剖図を盛り込んだり、（　）を埋めてゆく問題が出題されています。また問題数も以前の60問から70問に変更になりました（セラピスト未取得者）。それらを考慮して、できるだけ新しい問題様式に沿うように改訂致しました。

　本書は、「コツコツ勉強するのが苦手な私が、短時間で効率の良い勉強法はないか!?」と工夫して受験した時の経験を活かし、Part1 では、全体を網羅することよりも「出口調査分析による試験ポイントと暗記法」としてまとめました。
　Part2、Part3 では、たくさんの生徒さんの協力によって、出口調査分析による「選択模擬テスト」や出口調査分析による「○×問題」になっています。

　勉強法やイメージ法も含め、できる限り「試験直前講座」を忠実に再現することに努めました。
　私の今までの経験から、少なくとも試験日の5週間前には試験勉強に取り掛かってほしいと思います。記憶力に自信のある方は2週間前でも大丈夫‼（ある程度の、土台があることが前提となりますが…）

　それでは『おかげさまで合格しました！』と、喜びの言葉を皆様から戴いているイメージを思い浮かべながら‥‥‥
　みなさんのご健闘と合格を心よりお祈り致します。

（注）本書籍の出版には「社団法人日本アロマ環境協会」は一切関与していません。

本書の勉強法

勉強しやすい環境作り

　勉強を始めるのには、集中できる環境をつくることがとても大切です。特に、自分が苦手としていることは集中するまでに意外と手間取ってしまいます。そこで私は、勉強するときはいつも近所のファミリーレストランへ出掛けることにしています。環境の変化と適度な騒々しさがかえって集中できるような気がします。勿論わざわざ図書館や喫茶店に出掛けなくても、「机の上を片付け」たり「スケジュールを書き出す」などして、「さあ、これから勉強するぞ！」と意識を変えることができれば、それだけで充分効果があります。まずは自分なりに勉強がしやすい環境を作ることから始めてください。

イメージを大切に

　合格して「喜んでいる自分の姿」をイメージすることは、合格するために最も大切なことです。スポーツ選手は、競技の前にイメージ・トレーニングを行い理想的な自分の姿をイメージします。最初にゴールをイメージしてしまえば、合格するためのやるべき行動を起こしたくなり、合格するような勉強を脳が進んでするようになります。身近な人への感謝の言葉と一緒に、合格した自分の姿をリアルにイメージしましょう。

　それから試験1週間前からは、更にイメージを追加してください。試験会場に座って、いざ始めようと問題用紙を広げると、覚えてきたことが出ていて「これは簡単だ！」とつぶやくイメージです。イメージの追加によって更に的が絞られ、感謝と歓びのイメージは合格への集中力アップにつながります。

　また、勉強のたびに香りを嗅ぐ癖をつけておきましょう。記憶力アップに役立てるだけでなく、試験当日にいつもの香りを嗅ぐことで落ち着き、"記憶の引き出し"から取り出しやすくします。

記憶しやすくするには!!

①記憶の引き出し

　勉強を始める準備は出来ました。そのまま勉強に入る前に、行って欲しいことが1つあります。

　それは、これから始める勉強の目標や目的を明確にすることです。記憶するということは、情報そのものを覚えることではなく、まとまりをつくり、情報同士のつながりを持たせることです。「今日は、解剖生理学の中の末梢神経を完璧にする！」というように、これから勉強するところが、どこの枠組み・どの位置に属しているかを考えながら覚えることで、"記憶の引き出し"にきちんと整理され、収納されます。その点で、協会の「資格マニュアル」の要旨などをチェックすることも大切です。

　全体に広がっていくようなマップ状のメモや、系統図のように情報と情報を関連付けながらノートをまとめると、全体の関係が一目で分かり、理解しやすくなります。

　また、長い文章は箇条書きにする。解りにくい分野に関しては、図解にしたり、表現を置き換えて考えるなど、遠回りのようでもしっかりと理解できて、効率的な記憶法です。

　特に覚えにくいものには、「ひっかかり」をつけると良いでしょう。例えば、ある俳優の「名前」を思い出そうとする場合、顔、スタイル、出ていた映画が、情報のネットワークであると同時に、ひっかかりとなって、名前を思い出す場合があります。また語呂合わせをつくったり、映像に置き換えたり、ストーリー仕立てにしてみたり…。ありえないイメー

ジの方がより忘れにくいので、おもしろおかしく楽しみながらイメージをするのも良いと思います。そうすることで、"記憶の引き出し"からより取り出しやすくなります。
　Part 1 の資料は、そのように、私なりの語呂合わせも取り入れて作りました（"基材論"等を参照）。

②五感をフル活用する

　勉強中は、目で見る、文字で書く、声に出す、他人に話してみる、など、あなたの視覚・聴覚・触覚・味覚・嗅覚を総動員させましょう。
　書くことによって手の神経を通じて、声を出すことによって聴覚を通して、香りを嗅ぎながら嗅覚を刺激して、というように視覚だけで勉強する何倍もの刺激が脳へ送られ、総合的に記憶が定着されやすくなります。
　同じ「見る」という行為でも、絵や、色、はっきりしている字、特に大きい字は、記憶しやすいとも言われています（Part 1 の"暗記図"を拡大してトイレに貼り、テルペン類はグリーン、アルコール類はピンクのマーカーペンなど色分けして活用してみてください）。同様の理由から、声を出すときは、大きな声ではっきりと発音した方が効果的でしょう。小さい声でぼそぼそ話すことは脳への刺激という点で、とてももったいないことなのです。
　また、BGM として、バッハや、モーツアルトなどのクラシック（バロック）音楽を流しながら勉強するのも良いかもしれません。クラシック音楽を聴くことで脳内のアルファ波の割合が増え、集中力が高まります。

③記憶の定着には「当日の寝る前　3日以内　2週間以内」

　せっかく覚えた記憶も、時間が経つとともに忘却されます。おもしろいことに、記憶力が良いと言われている人ほど自分の記憶力の無さを知っています。どれくらい経つとどれくらい忘れてしまうか、こういう内容だとすんなり覚えられるが、この手の内容は定着が悪そうだ、など具体的に自分の記憶力の傾向を知っています。記憶は忘れかけた時に、繰り返し思い出すことで定着しますので、自分の忘れ方のパターンを知ることがとても大切です。「うろ覚え」の時期を逃さないようにしなければなりません。完全に忘れてしまったことを初めから覚え直すよりも、忘れそうになった時に繰り返すことで記憶は強化され、固定されて、確かなものになるのです。
　毎日、復習の時間を必ず設け、「復習が終わらなければ次には進まない！」というように、復習の習慣をしっかりつけましょう。じっくりと 1 回勉強するより、短時間で何回も繰り返すことです。
　また、記憶は、寝ている間に脳で整理され固定されるので、睡眠はとても重要です。一般に、一日 6 時間の睡眠は必要だと言われています。
　当日勉強したことは、夜寝る前にさっと目を通してから寝る。そうすることによって、記憶は、きちんと整理され固定されます。翌朝、固定されているか復習し、確かめるとさらに効果的です。目安としては、「勉強した当日の寝る前、3日以内、2週間以内」に復習することが適当でしょう。
　効率良く学習したいなら、面倒でも、復習にかける時間と労力を増やしてください。

④アロマを上手につかって

　集中力は、人によってかなり個人差がありますが、長くても 1～2 時間位。脳科学的には最大 90 分と言われています。疲れてきたと感じたら、無理をせずに適度な休憩をとると、トータル的に能率が上がります。眠気に襲われたら、すぐにやめてしまうのではなく、「あと 5 分だけ頑張ってみよう‼」と試みてみて、知らず集中していたらそのまま続け、どうし

ても駄目な場合は、潔く眠るなどして、くれぐれも少ない時間を有意義に使いましょう。
休憩中は、ラベンダーやサンダルウッドなどの芳香浴がお勧めです。脳の疲れには糖分 (ブドウ糖)。チョコレート等の甘いものやカモミールティーを入れてティータイムを楽しんでください。思いっきりリラックスすることが必要です。

　逆に、集中したい時は、ローズマリーやペパーミント、レモンの香りを嗅いでリフレッシュします。長く勉強時間がとれる休日には、交互に強弱をつけながら勉強すると、効率が良いでしょう。

　更に私は、勉強する時にはいつもトリートメントオイル（ローズマリー、ラベンダー、レモンなどを添加）を首周りに塗り、血液をさらさらにして、脳の血液循環を促して、効率をアップしています。

　そして就寝前にはアロマバスでくつろぎ、ぐっすりと深い眠りにつくことにしています。

　それでは、具体的に試験当日までのスケジュールを立てましょう。
　ここに示すものは、あくまでも一例ですが、効率の良い勉強のためには、時間管理がとても大切です。

タイムテーブル

試験5週間前

- Part 2 の問題集の「選択模擬テスト①」を解いてみて、自分の得意分野と不得意分野を明確にしましょう。
不得意分野を、『試験勉強のための参考資料』（243 ページ）などを参考に、勉強します。協会出版の『アロマテラピー用語辞典』を持っている人は手元に置き、確認しながら進めていきます。
- 試験当日までのスケジュールを立てましょう。
勉強を行う「場所」「時間帯」を確保します（気になる家事などから離れ図書館などへ行く。寝る前や、早起きをして行うなど）。スケジュールを立てる際、1日の中に必ず復習の時間を設けます。
- Part 1 にある資料は、持ち歩き、通勤の電車の中で覚える。拡大してトイレやキッチンに貼るなど、ちょっとした時間を上手につかい、常に暗記できるようにしましょう。

試験4週間前

- Part 2 の「選択模擬テスト②」を解いてみましょう。不得意分野は克服されていましたか？さらに不得意な分野を重点的に勉強します。
- 残りの「選択模擬テスト③から⑥」を毎日1つずつ解きましょう。そうすることで問題の傾向がつかめます。
- Part 1 の暗記。

試験3週間前

- 再度同じ問題を毎日1つずつ解きましょう。
間違えた問題には印をつけ、最後にその印がなくなるまで何回も繰り返すことが大切です。問題はすべて完璧に答えられるようにしましょう。
- 得意分野の取り残しが無いように完璧に目を通しましょう。
- Part 1 の暗記。

試験2週間前

- Part1を完璧に覚えきりましょう。
- ○×問題を解いて不確かな記憶をしっかり確認し、正しい知識を脳に固定します。
- ○×問題を解き終わったら「選択模擬テスト⑦」を、時間配分を考えながら70分で解いてください。

試験1週間前 （1週間前には、ほぼ完璧な状態であることが望ましい）

- 「選択模擬テスト⑧」を、試験会場をイメージしながら70分で解いて仕上げです。
- 資格マニュアルの「アロマテラピー教育」、「メンタルヘルス」「ホスピタリティとコミュニケーション」「タッチング論」「ボランティア論」「アロマテラピー利用法」「ホームケア論」の項目に目を通し、理解しておきましょう。
- 『アロマテラピー検定テキスト1・2級』『アロマテラピーアドバイザー認定講習会テキスト』にも目を通します。

試験前日

- 受験票や筆記具など受験当日に慌てないように準備を行い、アロマバスにゆっくりと入浴。
- 寝る前に一通り目を通してから、前日は早めに寝るようにしましょう。
  6〜8時間の睡眠が理想です。合格したイメージも忘れずに眠りにつきましょう！
  （私は、睡眠不足で試験に臨み、せっかく整理整頓されたはずの記憶が上手く引き出せず、焦って頭の中が真っ白になった経験があります）

試験当日

- 早めに起きて、会場には一時間前につき試験会場を確かめる余裕が必要です。
- いつも嗅いでいる香りを持参しましょう。
- リラックスすることが記憶を引き出しやすくしますので、いつも嗅いでいる香りを上手に使って、肩の力を抜いて試験に臨みましょう。
  問題用紙を前に、もう一度「合格して喜んでいる自分の姿」をイメージしてから始めます。
- ケアレスミスを防ぎましょう。
  問題はゆっくり繰り返し読み、間違っているものを選ぶのか？正しいものを選ぶのか？問題にアンダーラインを引いて確認するようにしましょう。

＜簡単なリラックス法＞

両肩を持ち上げ、力を入れ3秒間保持。ストンと肩を落として力を抜く。それを2〜3回繰り返して深呼吸します。好きな香りに包まれながら行うと更に良いでしょう。

最後に

試験勉強中は、健康管理には充分気をつけてください。せっかく試験勉強を頑張ってきたのに、風邪など引いては台無しです。風邪やインフルエンザ対策、手洗いやうがいはもちろん、睡眠を良くとり、栄養をしっかりとって、規則正しい生活を心掛けることです。記憶力向上や免疫力を促進させるアロマを上手に使いましょう。

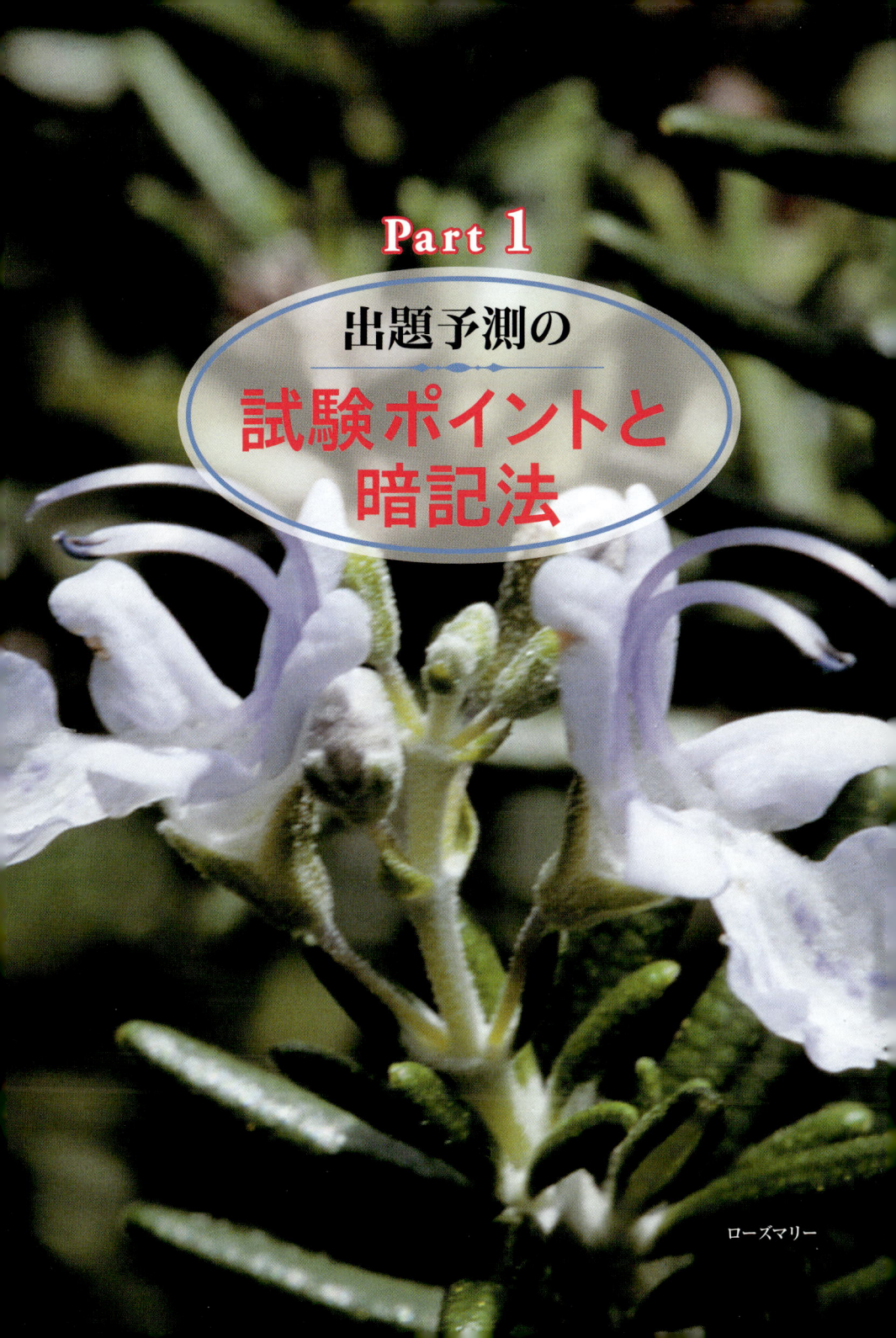

Part 1
出題予測の
試験ポイントと暗記法

ローズマリー

【精油学】 精油一覧表

試験ポイントと暗記法

一般名（英名）	植物名 和　名	学　名	
クラリセージ	クラリセージ	サルヴィア スクラレア *Salvia sclarea*	
	オニサルビア		
ラベンダー	ラベンダー	ラワンドゥラ アングスティフォリア *Lavandula angustifolia* ラワンドゥラ ヴェラ *Lavandula vera* ラワンドゥラ オフィキナリス *Lavandula officinalis*	
	ラベンダー		
メリッサ（レモンバーム）	レモンバーム、メリッサ	メリッサ オフィキナリス *Melissa officinalis*	
	セイヨウヤマハッカ		
ペパーミント	ペパーミント	メンタ ピペリタ *Mentha piperita*	
	セイヨウハッカ		
ローズマリー	ローズマリー	ロスマリヌス オフィキナリス *Rosmarinus officinalis*	
	マンネンロウ		
スイートマージョラム	スイートマジョラム	オリガナム マヨラナ *Origanum majorana*	
	マヨラナ		
パチュリ	パチュリ	ポゴステモン カブリン *Pogostemon cablin* ポゴステモン パチュリ *Pogostemon patchouli*	
	パチュリ、パチョリ		
オレンジ・スイート	スイートオレンジ	キトゥルス シネンシス *Citrus sinensis*	
	アマダイダイ		
レモン	レモン	キトゥルス リモン *Citrus limon*	
	レモン		
グレープフルーツ	グレープフルーツ	キトゥルス パラディシ *Citrus paradisi*	
	グレープフルーツ		
ベルガモット	ベルガモット	キトゥルス ベルガミア *Citrus bergamia*	
	ベルガモット		
ネロリ	ビターオレンジ	キトゥルス アウランティウム *Citrus aurantium*	
	ダイダイ		
ローズアブソリュート	キャベジローズ、ダマスクローズ	ロサ ケンティフォリア *Rosa centifolia* ロサ ダマスケナ *Rosa damascena*	
	セイヨウバラ、バラ		
ローズオットー	ダマスクローズ	ロサ ダマスケナ *Rosa damascena*	
	バラ		
サイプレス	サイプレス	クプレッスス センペルウィレンス *Cupressus sempervirens*	
	イトスギ、ホソイトスギ		
ジュニパーベリー	コモンジュニパー	ユニペルス コンムニス *Juniperus communis*	
	セイヨウネズ、トショウ		
ブラックペッパー	コショウ、ペッパー	ピペル ニグルム *Piper nigrum*	
	コショウ		

科　名	抽出部位	精油製造法	種　類	産地の例
シソ科	花・葉	水蒸気蒸留法	二年草	ウクライナ・ロシア・アメリカ
シソ科	花・葉	水蒸気蒸留法	低木	フランス・オーストラリア・ブルガリア
シソ科	葉	水蒸気蒸留法	多年草	フランス・アメリカ
シソ科	葉	水蒸気蒸留法	多年草	アメリカ・フランス・オーストラリア
シソ科	葉	水蒸気蒸留法	低木	フランス・スペイン・モロッコ・チュニジア
シソ科	葉	水蒸気蒸留法	低木	モロッコ・エジプト・チュニジア・コモロ
シソ科	葉	水蒸気蒸留法	多年草	インドネシア・インド
ミカン科	果皮	圧搾法	高木	アメリカ・イタリア・スペイン・ブラジル
ミカン科	果皮	圧搾法	高木	アメリカ・イタリア・スペイン・アルゼンチン
ミカン科	果皮	圧搾法	高木	アメリカ・イスラエル・ブラジル
ミカン科	果皮	圧搾法	高木	イタリア
ミカン科	花	水蒸気蒸留法	高木	フランス・モロッコ・チュニジア・イタリア
バラ科	花	揮発性有機溶剤抽出法	低木	フランス・モロッコ・トルコ・ブルガリア
バラ科	花	水蒸気蒸留法	低木	ブルガリア・トルコ
ヒノキ科	葉・果実	水蒸気蒸留法	高木	フランス・モロッコ・スペイン
ヒノキ科	果実	水蒸気蒸留法	低木	イタリア・ハンガリー・フランス・チェコ・スロバキア
コショウ科	果実	水蒸気蒸留法	低木	スリランカ・インド・マダガスカル

次頁へつづく→

試験ポイントと暗記法

一般名（英名）	植物名 / 和名	学名
ベチバー	ベチバー ベチベル	*Vetiveria zizanioides*（ウェティウェリア ジザニオイデス）
レモングラス	レモングラス レモンソウ、レモンガヤ	*Cymbopogon citratus*（キンボポゴン キトラトゥス）（西インド型） *Cymbopogon flexuosus*（キンボポゴン フレクオスス）（東インド型）
カモミール・ジャーマン	ジャーマンカモミール ジャーマンカミツレ	*Matricaria chamomilla*（マトリカリア カモミラ） *Matricaria recutita*（マトリカリア レクチタ）
カモミール・ローマン	ローマンカモミール ローマンカミツレ	*Anthemis nobilis*（アンテミス ノビリス） *Chamaemelum nobile*（カマエメルム ノビレ）
ユーカリ（ユーカリプタス）	ユーカリ、ユーカリプタス ユーカリ、ユーカリノキ	*Eucalyptus globulus*（エウカリプトゥス グロブルス）
ティートリー	ティートリー ゴセイカユプテ	*Melaleuca alternifolia*（メラレウカ アルテルニフォリア）
ミルラ（マー／没薬）	モツヤクノキ、モツヤクジュ ミルラノキ	*Commiphora myrrha*（コンミフォラ ミルラ） *Commiphora molmol*（コンミフォラ モルモル） *Commiphora abyssinica*（コンミフォラ アビッシニカ）
フランキンセンス（オリバナム／乳香）	ニュウコウノキ、ニュウコウジュ ニュウコウジュ	*Boswellia carterii*（ボスウェリア カルテリイ） *Boswellia thurifera*（ボスウェリア トゥリフェラ）
ベンゾイン（安息香）	アンソクコウノキ アンソクコウノキ、アンソクコウジュ	*Styrax benzoin*（スティラクス ベンゾイン）（スマトラ産） *Styrax tonkinensis*（スティラクス トンキネンシス）（シャム産）
ジャスミン	ジャスミン ソケイ、オオバナソケイ	*Jasminum officinale*（ヤスミヌム オフィキナレ） *Jasminum grandiflorum*（ヤスミヌム グランディフロルム）
ゼラニウム	ニオイゼラニウム ニオイテンジクアオイ、シロバナニオイテンジクアオイ	*Pelargonium graveolens*（ペラルゴニウム グラウェオレンス） *Pelargonium odoratissimum*（ペラルゴニウム オドラティッシムム） *Pelargonium asperum*（ペラルゴニウム アスペルム）
イランイラン	イランイラン イランイランノキ	*Cananga odorata*（カナンガ オドラタ） *Canangium odoratum*（カナンギウム オドラトゥム）
サンダルウッド・インド（白檀）	サンダルウッド ビャクダン	*Santalum album*（サンタルム アルブム）
サンダルウッド・オーストラリア	サンダルウッド ゴウシュウビャクダン	*Santalum spicatum*（サンタルム スピカトゥム）

試験ポイントと暗記法

科　名	抽出部位	精油製造法	種　類	産地の例
イネ科	根	水蒸気蒸留法	多年草	インドネシア・レユニオン島（フランス領）・ハイチ
イネ科	葉	水蒸気蒸留法	多年草	（西インド型）マダガスカル・コモロ・グァテマラ （東インド型）インド・ネパール
キク科	花	水蒸気蒸留法	一年草	ドイツ・エジプト・ハンガリー・イギリス
キク科	花	水蒸気蒸留法	多年草	イギリス・ハンガリー・フランス・イタリア
フトモモ科	葉	水蒸気蒸留法	高木	オーストラリア・スペイン・中国・ポルトガル・ブラジル・南アフリカ
フトモモ科	葉	水蒸気蒸留法	低木	オーストラリア・ジンバブエ
カンラン科	樹脂	水蒸気蒸留法	低木	ソマリア・エチオピア
カンラン科	樹脂	水蒸気蒸留法	低木	ソマリア・エチオピア・オマーン
エゴノキ科	樹脂	揮発性有機溶剤抽出法	高木	（スマトラ産）インドネシア・マレーシア （シャム産）タイ・ラオス・ベトナム
モクセイ科	花	揮発性有機溶剤抽出法	低木	フランス・エジプト・インド・モロッコ
フウロソウ科	葉	水蒸気蒸留法	多年草	イタリア・レユニオン島（フランス領）・エジプト
バンレイシ科	花	水蒸気蒸留法	高木	コモロ・マダガスカル・レユニオン島（フランス領）
ビャクダン科	心材	水蒸気蒸留法	高木	インド・スリランカ・マレーシア・インドネシア
ビャクダン科	心材	水蒸気蒸留法	高木	オーストラリア

試験ポイントと暗記法

【精油学】 学名暗記法

試験ポイントと暗記法

科名	一般名（英名）	学名
シソ科 7種	クラリーセージ	*Salvia sclarea*（サルヴィア・スクラレア）
	ラベンダー	*Lavandula angustifolia*（ラワンドゥラ・アングスティフォリア） *Lavandula vera*（ラワンドゥラ・ヴェラ） *Lavandula officinalis*（ラワンドゥラ・オフィキナリス）
	メリッサ	*Melissa officinalis*（メリッサ・オフィキナリス）
	ペパーミント	*Mentha piperita*（メンタ・ピペリタ）
	ローズマリー	*Rosmarinus officinalis*（ロスマリヌス・オフィキナリス）
	スイートマジョラム	*Origanum majorana*（オリガヌム・マヨラナ）
	パチュリ	*Pogostemon cablin*（ポゴステモン・カブリン） *Pogostemon patchouli*（ポゴステモン・パチュリ）
ミカン科 5種	オレンジスイート	*Citrus sinensis*（キトゥルス・シネンシス）
	ネロリ	*Citrus aurantium*（キトゥルス・アウランティウム）
	レモン	*Citrus limon*（キトゥルス・リモン）
	グレープフルーツ	*Citrus paradisi*（キトゥルス・パラディシ）
	ベルガモット	*Citrus bergamia*（キュトルス・ベルガミア）
バラ科 2種	ローズアブソリュート	*Rosa centifolia*（ロサ・ケンティフォリア） *Rosa damascena*（ロサ・ダマスケナ）
	ローズオットー	*Rosa damascena*（ロサ・ダマスケナ）水蒸気蒸留法
ヒノキ科 2種	サイプレス	*Cupressus sempervirens*　クプレッスス・センペルウィレンス
	ジュニパーベリー	*Juniperus communis*　ユニペルス・コンムニス
イネ科 2種	ベチバー	*Vetiveria zizanioides*　ウェティウェリア・ジザニオイデス
	レモングラス	*Cymbopogon citratus*（西インド型）キンボポゴン・キトラトゥス *Cymbopogon flexuosus*（東インド型）キンボポゴン・フレクスオスス
キク科 2種	カモミール・ジャーマン	*Matricaria chamomilla*（マトリカリア・カモミラ） *Matricaria recutita*（マトリカリア・レクテイタ）
	カモミール・ローマン	*Anthemis nobilis*（アンテミス・ノビリス） *Chamaemelum nobile*（カマエメルム・ノビレ）
フトモモ科 2種	ユーカリ	*Eucalyptus globulus*（エウカリプトゥス・グロブルス）
	ティートリー	*Melaleuca alternifolia*（メラレウカ・アルテルニフォリア）

学名の暗記法・語呂合わせ

	クラリとして、サルに救われた。
	属名の頭がラベンダーと判断できる。
	属名がメリッサと読める。
	種小名がペパーミントと読める。
	属名の頭がローズマリーと判断できる。
	種小名がマジョラムと読める。
	シソ科らしくない香りで、 このポゴステモン！がとパチュッと頭を叩いた。

	すべて属名が Citrusキトゥルス	オレンジスイートの頭文字S（sinensis）
		種小名の頭が、ネロリは高価なa級品
		種小名でレモンと読める。
		グレートパラダイス（偉大な楽園）
		種小名でベルガモットと判断できる。

	属名はどちらもロサ（ローズ） 抽出法が水蒸気蒸留法らしくなくて、 オットダマス気か！
	クレープをセンベイのようにサイドプレスしている
	属名がジュニパーと読める。
	属名がベチバーと読める。
	レモン色のグラスにキンカンと西インドの黄トラが入っている。 東インドではレモングラスを飲みながらフレックスタイム。
	カモミール畑でドイツ人がカリをして、マトを射っていた。 もう一人が、的をカリテ、レクチャーしていた。
	まりつき歌を歌いながらローマでは アンティミス〜♪ノビリス〜♪（あんたがさ〜♪どこさ？♪〜） カマワズ、ノビレ
	属名がなんとなくユーカリと読める？（こじつけ）
	あなたのフトモモ（科）なんか見られるか！とティートリーで叩かれた。

次頁へつづく→

試験ポイントと暗記法

科名	一般名（英名）	学　名
カンラン科 2種	ミルラ（マー／没薬）	*Commiphora myrrha*（コンミフォラ・ミルラ） *Commiphora abyssinica*（コンミフォラ・アビッシニカ） *Commiphora molmol*（コンミフォラ・モルモル）
	フランキンセンス（オリバナム／乳香）	*Boswellia carterii*（ボスウェリア・カルテリイ） *Boswellia thurifera*（ボスウェリア・トゥリフェラ）
エゴノキ科	ベンゾイン（安息香）	*Styrax benzoin*（スマトラ産）スティラクス・ベンゾイン *Styrax tonkinensis*（シャム産）スティラクス・トンキネンシス
モクセイ科	ジャスミン	*Jasminum officinale*　ヤスミヌム・オフィキナレ *Jasminum grandiflorum* ヤスミヌム・グランディフロルム
フウロソウ科	ゼラニウム	*Pelargonium graveolens*（ペラルゴニウム・グラウェオレンス） *Pelargonium odoratissimum*（ペラルゴニウム・オドラティッシムム） *Pelargonium asperum*（ペラルゴニウム・アスペルム）
バンレイシ科	イランイラン	*Cananga odorata*（カナンガ・オドラタ） *Canangium odoratum*（カンギウム・オドラトゥム）
コショウ科	ブラックペッパー	*Piper nigrum*（ピペル・ニグルム）
ビャクダン科 2種	サンダルウッド・インド（白檀）	*Santalum album*（サンタルム・アルブム）
	サンダルウッド・オーストラリア	*Santalum spicatum*（サンタルム・スキカタム）

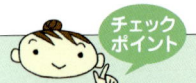

チェックポイント

〈抽出部位の暗記法〉精油名の頭文字を語呂あわせで覚える。

根（1）………… ベチバー
心材（2）……… サンダルウッド インド・サンダルウッド オーストラリア
葉と果実（1）… サイプレス
果実（2）……… ブラックペッパー・ジュニパー　覚え方→ブジュー！と果実をつぶす。
花と葉（2）…… クラリーセージ・ラベンダー　覚え方→クラ
樹脂（3）……… ミルラ・フランキンセンス・ベンゾイン
果皮（4）……… オレンジスイート・レモン・グレープフルーツ・ベルガモット
　　　　　　　　→ネロリを抜いた柑橘4種。
花（7）………… イランイラン・カモミール（2）・ネロリ・ローズ（2）・ジャスミン
　　　　　　　　覚え方→花の香りを嗅いで、イーから、ネロージャ。
葉（9）………… パチュリー・ペパーミント・ローズマリー・スイートマジョラム・
　　　　　　　　ユーカリ・ティートリー・ゼラニウム・レモングラス・メリッサ
　　　　　　　　覚え方→パペロス、ユーティーゼレメ

〈抽出方法の暗記法〉
・揮発性有機溶剤抽出法（3種）…ローズ Abs.・ジャスミン・ベンゾイン

学名の暗記法・語呂合わせ
種小名でミルラと読める。 コンビでフォラ！観覧（カンラン科）しながら ミルラをアビテイル。モルモル！！
属名の頭がボス（キリスト） キリスト（ボス）に捧げたフランスの乳香
安心してベンジョでスマシて、ストライキをしている。 トンチンカンなストライキをしているシャム猫。
属名がジャスミンと読める。
ペラペラ、ゼラゼラ、フ〜ラフ〜ラ〜♪♪ 　　　　　　　　　　　フウロソウ科
イライラして神奈川が驚いた。
属名でペッパーと読め、種小名がニグロ（黒）
属名の頭でサンダルウッド読める。サンタのアルバム
属名の頭でサンダルウッド読める。サンタがスキカも

・圧搾法（4種）…ミカン科のネロリを抜いた4種（オレンジスイート・レモン・グレープフルーツ・ベルガモット）
・残りは、水蒸気蒸留法（24種）
〈種類〉

一年草（1）…カモミール・ジャーマン
二年草（1）…クラリーセージ
多年草（7）…パチュリ、ペパーミント、メリッサ、ベチバー、レモングラス、ゼラニウム、カモミール・ローマン
高木（11）…オレンジ、レモン、グレープフルーツ、ベルガモット、ネロリ、ユーカリ、ベンゾイン、サイプレス、サンダルウッド（2）、イランイラン
　　　　　＜覚え方＞ 柑橘類は高い木になります。ユーベサイサンイライラしました。
低木（11）…マジョラム、ラベンダー、ローズマリー、ローズアブソリュート、ローズオットー、ジュニパー、ティートリー、ミルラ、フランキンセンス、ジャスミン、ブラックペッパー

〈産地の暗記法〉
・赤道付近の暖かい地方のものか？ または寒い地方のものか？ 地図で場所を確認。

【精油学】 主成分・作用（精油名別）一覧表

科名	一般名（英名）	主成分（赤字→特徴成分　%→参考値）
シソ科 7種	クラリセージ	酢酸リナリル（エステル類70%） リナロール・スクラレオール（アルコール類20%）
	ラベンダー	酢酸リナリル（エステル類44%） リナロール・ラバンジュロール（アルコール類36%）
	メリッサ（レモンバーム）	リナロール・ゲラニオール（アルコール類5%） シトラール・シトロネラール（アルデヒド類50%）
	ペパーミント	ℓ-メントール（アルコール類42%） メントン・イソメントン（ケトン類30%） 1,8-シネオール（オキサイド類7%）
	ローズマリー	1,8-シネオール（オキサイド類42%）カンファー（=ボルネオン）（ケトン類4%）・ボルネオール（アルコール類3%）・β-カリオフィレン（セスキテルペン類3%）・酢酸ボルニル（エステル類1%）
	スイートマージョラム	テルピネン-4-オール（アルコール類50%） サビネン・P-シメン・γ-テルピネン（モノテルペン類40%）
	パチュリ	パチュレン（セスキテルペン類50%） パチュリアルコール（アルコール類33%） クミンアルデヒド（アルデヒド類）オイゲノール（フェノール類8%）
ミカン科 5種	オレンジ・スイート	リモネン（モノテルペン類85%）・リナロール（アルコール類5%） シトラール・オクタナール・デカナール（芳香族アルデヒド類2%）
	レモン	リモネン（モノテルペン類90%）・リナロール（アルコール類2%）シトラール・オクタナール（アルデヒド類3%）
	グレープフルーツ	リモネン（モノテルペン類96%）・ヌートカトン（ケトン類0.5%）オクタナール・シトラール（脂肪族アルデヒド）・ゲラニオール（アルコール類）
	ベルガモット	酢酸リナリル（エステル類40%）・リモネン（モノテルペン類33%）・リナロール（アルコール類18%）・ベルガプテン・ベルガモテン（ラクトン及びクマリン類5%）
	ネロリ	リナロール・ゲラニオール・ネロール・ネロリドール（アルコール類40%）・リモネン（モノテルペン35%）・酢酸リナリル（エステル類14%）
バラ科 2種	ローズアブソリュート （揮発性有機溶剤抽出）	フェニルエチルアルコール（オットーより多）・シトロネロール・ゲラニオール・ネロール（アルコール類75%）・ローズオキサイド（オキサイド類）・ダマセノン（ケトン類）
	ローズオットー （水蒸気蒸留）	シトロネロール（abより多）・ゲラニオール（abより多）・フェニルエチルアルコール・ネロール（アルコール類60%）・ダマスコン（ケトン類、存在）
ヒノキ科 2種	サイプレス	α-ピネン・δ-3カレン（モノテルペン類75%） γ-カジネン（セスキテルペン類3%）
	ジュニパーベリー	α-ピネン・カンフェン・サビネン（モノテルペン類80%） テルピネン-4-オール（アルコール類5%）

作　用	特記事項
幸福感→気分明るく不安鎮める ホルモン分泌調整（PMS・生理痛・更年期）・免疫力賦活	スクラレオール→ホルモン調節作用。嗅覚刺激による視床下部・下垂体系の調節。精油成分とホルモンの構造が似ていることによる作用。
細胞成長促進作用・鎮静・殺菌・抗真菌・抗ウイルス・自律神経調整・免疫賦活	リナロール→殺菌・抗菌・抗ウイルス作用 酢酸リナリル→鎮静・鎮痛作用
感情のバランス→陽気・鎮静 アレルギー→皮膚・呼吸器系	シトラール、シトロネラールが柑橘系より多く、レモン様の香り。高価な精油の一つ。
リフレッシュ、胃腸（はきけ）、精神疲労、眠気防止、呼吸器系調整。頭痛、花粉症、時差ぼけ	まれに皮膚刺激あり→低濃度で使用する。 メントール→殺菌・抗菌・抗ウイルス作用 1,8-シネオール→去痰作用
頭脳明晰化・血行促進・収斂・発汗・利尿。無気力、過労改善。 筋肉痛・痛風・リウマチ痛改善	高血圧、てんかん、妊娠中の人は使用注意。 樟脳様香り。 1,8-シネオール・カンファー→去痰作用
鎮静・鎮痛・血行促進・血圧降下・不眠。痛み緩和。消化器系調整。	
感情のバランスと鎮静。 イライラによる食欲抑制。	葉を乾燥し発酵後に蒸留。 他の香りの保留剤として。
リラックス・リフレッシュ。加温。食欲増進。神経性の胃痛や下痢に	リモネンの成分が多いが、シトラス系の中心の香りはシトラール・シトロネラール（レモン様香り）
リフレッシュ。免疫賦活・中枢神経系機能調整・消毒殺菌	リモネンの成分が多いが、シトラス系の中心の香りはシトラール・シトロネラール。光毒性注意。
収斂・血行促進・食欲増進・刺激 肥満やセルライト解消。 肌への張り。精神バランス回復。	リモネンの成分が多いが、シトラス系の中心の香りはシトラール・シトロネラール（レモン様香り）光毒性注意。
リフレッシュ。抗うつ（不眠）・抗炎症・健胃、食欲不振に。	酢酸リナリル成分があるため、柑橘系の中にも花・甘い香りとバランス。光毒性に注意。 リモネン→消化・食欲増進作用（柑橘系）
抗うつ・鎮静・細胞成長促進（老化肌、妊娠線予防）	ミカン科でも水蒸気蒸留なので光毒性なし。 オレンジ・ビター（オレンジ・スイートと違う）の花から抽出。
精神面に対し緩和、高揚・ホルモン分泌調整・子宮強壮	（溶剤抽出）赤みがかったオレンジ色。濃厚甘。フェニルエチルアルコール多い…水に溶けやすい成分なので水蒸気蒸留のオットーより多い。
精神面に対し緩和、高揚・ホルモン分泌調整・子宮強壮・スキンケア（引き締め、炎症、過敏・乾燥肌）	アブソリュートよりスパイシー、無色透明。フェニルエチルアルコール少→芳香蒸留水へ。ゲラニオール（モノテルペンアルコール類）多い。固まりやすい（低温で固まるパラフィン成分を含む）。
デオドラント、鎮静・収斂・体液バランス調整・スキンケア（収斂、皮脂・赤ら顔）・ホルモンバランス調整	ウッディー調の香りで、精神を浄化し、心を安定させる。
頭脳明晰化・殺菌・収斂・発汗・利尿・鎮痛　浮腫み・スキンケア（収斂、脂性、浸出性湿疹）、母乳過多に	←新陳代謝を高め、暖め、排泄、浄化。 お酒のジン特有の香り

次頁へつづく→

試験ポイントと暗記法

科名	一般名（英名）	主成分（赤字→特徴成分　％→参考値）
イネ科2種	ベチバー	ベチベロール（アルコール類40％） ベチボン・ベチベロン（ケトン類15％） ベチベン（セスキテルペン類・存在）
イネ科2種	レモングラス	(西インド型) シトラール（アルデヒド類80％） メチルヘプテノン（ケトン類存在）ミルセン（モノテルペン類14％） (東インド型) シトラール（アルデヒド類80％）・メチルヘプテノン （ケトン類存在）ネロール・ゲラニオール（アルコール類16％）
キク科2種	カモミール・ジャーマン （一年草）	カマズレン（セスキテルペン類35％）・ビサボレン誘導体・ ビサボロール誘導体（オキサイド類35％）
キク科2種	カモミール・ローマン （多年草）	アンゲリカ酸エステル（エステル類75％） カマズレン（セスキテルペン類3％）
フトモモ科2種	ユーカリ （ユーカリプタス）	1,8-シネオール（オキサイド類65％）・ α-ピネン（モノテルペン類10％）
フトモモ科2種	ティートリー	テルピネン-4-オール（アルコール類43％） γ-テルピネン（モノテルペン類41％） 1,8-シネオール（オキサイド類4.5％）
カンラン科2種	ミルラ（マー／没薬）	クミンアルデヒド（芳香族アルデヒド類・存在） リモネン・α-ピネン（モノテルペン類・存在微量） オイゲノール（フェノール類3％）
カンラン科2種	フランキンセンス （オリバナム／乳香）	α-ピネン・リモネン・P-シメン（モノテルペン類40％） ボルネオール（アルコール類・存在）
エゴノキ科	ベンゾイン（安息香）	(スマトラ安息香) バニリン（芳香族アルデヒド・存在） ケイ皮酸エステル（エステル類70％） (シャム安息香) バニリン多い（芳香族アルデヒド類・存在） 安息香酸エステル（エステル類70％）
モクセイ科	ジャスミン	酢酸ベンジル・酢酸フィチル（エステル類54％）・フィトール（アルコール類24％）・cis-ジャスモン（ケトン類2.7％）・ ジャスミンラクトン（ラクトン類）
フウロソウ科	ゼラニウム	シトロネロール・ゲラニオール・リナロール（アルコール類63％） メントン（ケトン類7％）
バンレイシ科	イランイラン	リナロール・ゲラニオール（アルコール類20％） 安息香酸メチル・酢酸ベンジル（エステル類15％）
コショウ科	ブラックペッパー	リモネン・α-ピネン（モノテルペン類60％） β-カリオフィレン・ファルネセン（セスキテルペン類30.6％）
ビャクダン科2種	サンダルウッド・インド （白檀）	α-サンタロール・β-サンタロール（アルコール類80％） サンタレン（セスキテルペン類10％） サンテノン（ケトン類・存在）
ビャクダン科2種	サンダルウッド・ オーストラリア	α-サンタロール・β-サンタロール・α-ビザボロール

作　　用	特記事項
鎮静・リラックス。血行促進。スキンケア。筋肉痛や疲労回復に。	土を連想させる、スモーキーな香り 他の香りへの保留剤として
消化器系機能調整 中枢神経系機能調整。 神経痛、炎症、筋肉疲労に。 虫除け。	シトラス系の中心の香り（レモン様香り）はシトラール・シトロネラール 殺菌・抗菌・抗ウイルス作用
抗炎症・抗アレルギー 皮膚の炎症、子供の不調改善。	ローマンよりカマズレン成分が多い→抗炎症、抗アレルギー作用が高い。蒸留→濃いブルー色。 ハーブティーとしてローマンよりなじみがある。
女性（月経周期・PMS・通経） 鎮静（不安・緊張・怒り・恐怖） 鎮痛（耳痛・歯痛・頭痛・腹痛） 入眠作用	エステル類が多い→ジャーマンより花・フルティー様香り（りんごの香り）。バランス。 ハーブティー（ジャーマン種より苦味が強い） アンゲリカ酸エステル→鎮静作用
抗ウイルス・殺菌・鎮痛・消炎 風邪の症状全般・筋肉痛・花粉症	1,8-シネオール→刺激に注意。
免疫賦活・殺菌・抗ウイルス・抗真菌・リフレッシュ・化膿止め。	性質的にはラベンダーとユーカリの中間の扱い。ユーカリより1,8-シネオールが少ない。 皮膚刺激に注意→低濃度で。
殺菌・抗真菌・呼吸器系調整・鎮静	ミイラ作りに使用。 イエス・キリスト誕生に捧げた香り。
抗菌・呼吸器系調整・収斂・鎮静・皮膚細胞再生（しわ・たるみ）	イエス・キリスト誕生に捧げた香り。
呼吸を楽に。 鎮静・去痰・収斂 ストレス改善（緊張・不安・憂鬱・孤独感・悲しみ）→軽い高揚	揮発性有機溶剤抽出で得られる→レジノイド スマトラ産→産出量が多い。現在流通の主。 シャム産→バニリンが多いので甘い。
催乳・子宮強壮・ホルモン分泌調整・抗うつ・スキンケア（炎症） 出産後のブルーな気持ち引き上げ。	cis-ジャスモン（ケトン類）→100℃の沸点では香りが飛んでしまうので溶剤抽出アブソリュート製法。
ホルモン分泌調整（月経痛・更年期障害）・抗うつ・緩和・浮腫み改善、スキンケア	ほんのりミント様香り（メントン） ゲラニオール→鎮痛作用
抗うつ・鎮静・催淫・収斂 スキン・ヘアケア（皮脂産生調整）・呼吸調整。女性性開放	濃厚なので薄めに（頭痛・吐き気） "花の中の花"の意。
刺激（血行促進）・消化機能調整・発汗（全身浄化） 筋肉痛	まれに皮膚刺激を起こすことあり、低濃度で。
抗炎症・鎮静・浄化・スキンケア（皮膚軟化・引き締め）泌尿器系（強壮・消毒殺菌）呼吸器系（炎症・声がれ・咳）	宗教儀式や瞑想に。
精神を落ち着かせ調和・ストレス緩和	

【精油学】 成分名別精油一覧表と暗記法

化学族（グループ）		成分名（赤字→特徴成分）
テルペン類 －ene （エン） クエンチング効果 イソプレン骨格／$(C_5H_8)_n$ | ヘミテルペン	C_5H_8	イソプレン骨格1
モノテルペン	$C_{10}H_{16}$	イソプレン骨格2
セスキテルペン	$C_{15}H_{24}$	イソプレン骨格3
ジテルペン	$C_{20}H_{32}$	イソプレン骨格4 | ・危険が無いように思われる。	**モノテルペン類** ↑作用 ・酸化しやすい ・自然界に存在する基本的なテルペン 強壮作用、抗鬱、去痰、殺菌、抗ウイルス、空気浄化	リモネン
		α-ピネン　殺菌消毒作用 森林浴のリフレッシュ気分
		γ-テルピネン
		P-シメン
		サビネン
		δ-3-カレン
		ミルセン
		カンフェン
	セスキテルペン類 ↓作用 特定の植物に見られる 鎮痙・鎮静、 抗炎症 抗アレルギー、 抗高血圧	カマズレン
		サンタレン
		β-カリオフィレン
		ファルネセン
		γ-カジネン
		パチュレン
		ベチベン
アルコール類 －ol　　　R－OH （オール） 鎖状炭化水素の塊 ・危険が無いように思われる。 ・強力な抗菌・抗ウイルス作用 ・個性的な成分が多い ・多くの精油に含まれる成分。 ・水に溶けやすく揮発性が高い テルピネン-4-オール→鎮痛・鎮静・副交感神経強壮・抗炎症	**モノテルペン** 神経強壮 賦活 殺菌 抗ウイルス 体温賦活 免疫強化	ゲラニオール　鎮痛・興奮・収斂・抗不安・皮膚弾力回復
		シトロネロール　筋肉弛緩・鎮静・血圧降下・昆虫忌避
		ℓ-メントール→血管収縮・鎮痛・肝強壮・冷却
		ラバンジュロール
		リナロール 鎮静・抗不安・血圧降下
		テルピネン-4-オール
		ネロール　皮膚弾力回復
		ボルネオール
	セスキテルペン 特徴成分が多い	α-サンタロール・β-サンタロール
		α-ビザボロール
		パチュリアルコール
		ベチベロール
		ネロリドール
	ジテルペン ホルモン様	スクラレオール
		フィトール
	芳香族系	フェニルエチルアルコール

精油名	暗記法・語呂合わせ
柑橘系(5種)・ブラックペッパー・ミルラ・フランキンセンス ・柑橘系→消化機能促進　　　（キリストに捧げた）	リモネンキトゥルス（柑橘） ブラックキリスト
ユーカリ・ブラックペッパー・サイプレス・フランキンセンス ジュニパーベリー・ミルラ	αさん、ユーのブラック 財布はじみね〜♪
スイートマージョラム、ティートリー	ガンマースイーティー
フランキンセンス・スイートマージョラム・	フランスにピース！
ジュニパーベリー・スイートマージョラム	錆びねージュース
サイプレス	δ（デルタ）サイン
レモングラス（西インド型）	
ジュニパーベリー	
カモミールジャーマン・カモミールローマン	
サンダルウッド（インド）	
ブラックペッパー・ローズマリー	
ブラックペッパー	暗くないと昼寝せん！
サイプレス	
パチュリ	
ベチバー	
イランイラン・レモングラス(東)・グレープフルーツ・ メリッサ・ゼラニウム・ローズ（両方）・ネロリ	ゲライラしながらグラスにグレープそそぐのはメリットゼロネ！
ゼラニウム・ローズ (abs・オットー)	シトロネロール・ゼロ！
ペパーミント	
ラベンダー	
オレンジ・ラベンダー・イランイラン・ゼラニウム・ネロリ・ クラリーセージ・ベルガモット・レモン・メリッサ	リナちゃん、オレラはイラ イラはゼロネ。クラベルのはレモンとメリッサさんよ。
ティートリー・ジュニパー・スイートマージョラム	
ネロリ・ローズ (abs・オットー)・レモングラス(東)	ネローネローと東レから
ローズマリー・フランキンセンス	
サンダルウッド　抗ウイルス・強心	
サンダルウッド（オーストラリア）	
パチュリ	
ベチバー	
ネロリ	
クラリーセージ　エストロゲンに似た構造と働き	
ジャスミン	
ローズ (abs・オットー)	

次頁へつづく→

試験ポイントと暗記法

化学族（グループ）			成分名（赤字→特徴成分）
フェノール類　－OH(環状炭素骨格) －ol　オール　危険！神経・皮膚刺激	強力殺菌、抗麻痺、 神経緊張・賦活		オイゲノール　殺虫・鎮痛
			チモール　抗リュウマチ
エステル類　－COOR －ate　エート ～酸　－yl　イル 危険はない。 一般的にフルーティーで甘い香り 加水分解しやすい	抗炎症 抗痙攣（鎮痙） 自律神経調整（鎮 静）・血圧降下・過 敏な神経を穏やか にバランスをとる		酢酸リナリル
			酢酸ベンジル
			アンゲリカ酸エステル類
			安息香酸エステル
			安息香酸メチル
			酢酸フィティル
			酢酸ボルニル
			ケイ皮酸エステル
アルデヒド類　－CHO －al　アール aldehyde　アルデヒド 酸化されやすい フルーティー 一般的には刺激性があるが、精油 の毒性には関係しない。	脂肪族（テルペン系） ↓ 消炎鎮静、結石溶 解、血圧低下（解熱、 消化促進		シトラール
			シトロネラール
			オクタナール
			デカナール
	芳香族　環状炭素骨格 ↑神経強壮、免疫賦活		クミンアルデヒド
			バニリン（バニラアルデヒド）
ケトン類　＞C＝O －one　オン 比較的安定した化合物（酸化され にくく、分解されにくい）→ 使用量、濃度注意。 毒性のあるケトン類： プレゴン・ツジョン（セージ）など	粘液溶解 去痰 鎮静・鎮痛 抗高脂血症 抗コレステロール 抗凝血 免疫力向上		カンファー（＝ボルネオン） 筋肉弛緩・賦活・昆虫忌避
			イソメントン
			メントン　胆汁分泌促進
			ヌートカトン むくみやセルライト解消
			ダマスコン
			ダマセノン
			cis-ジャスモン
			サンテノン
			ベチベロン・ベチボン
			メチルヘプテノン
ラクトン類　R－COO 一定でない　tone　トン	皮膚感作や光毒性の原因物質 解熱、鎮静，血圧↓、抗炎症、粘液調整		ジャスミンラクトン
			ベルガプテン・ベルガモテン
オキシド類　－ole　オール oxide　オキシド 強刺激、ツーンとした香り 酸化しやすく不安定で変質しやすい。	去痰 脂肪溶解 抗血栓 強刺激 免疫調整		1,8-シネオール
			ローズオキシド
			ビサボロール誘導体
			ビサボレン誘導体

精油名	暗記法・語呂合わせ
ミルラ・パチュリ・(クローブ)	オイミパチュク
(タイム)	
ベルガモット・ネロリ・クラリーセージ・ラベンダー	酢酸のベルはネクラ
イランイラン・ジャスミン	酢酸のベンジョはイランジャス
カモミール・ローマン	
ベンゾイン(シャム安息香)	
イランイラン	
ジャスミン	
ローズマリー	
ベンゾイン(スマトラ安息香)	
レモン・レモングラス(東・西)・グレープフルーツ・オレンジ・メリッサ	知っとる？レモンさん(3)とグレてるオメーさん
メリッサ	
オレンジ・レモン・グレープフルーツ	
オレンジ	
ミルラ・パチュリ	
ベンゾイン(スマトラ・シャム)	
ローズマリー	
ペパーミント	
ペパーミント・ゼラニウム	
グレープフルーツ	
ローズオットー	
ローズabs	
ジャスミン	
サンダルウッド(インド)	
ベチバー	
レモングラス(東・西)	
ジャスミン	
ベルガモット	
ペパーミント・ティートリー・ユーカリ・ローズマリー	ミントティーは18ユーロ
ローズabs	
カモミール・ジャーマン(ビサボロールオキサイドなど)	
カモミール・ジャーマン(ビサボレンオキサイドなど)	

試験ポイントと暗記法

【精油学：精油の化学】

＜精油成分の官能基による分類とその特徴＞
官能基…有機化合物の性質を決める特定の原子または原子団の集まり。
　有機化合物の化学的属性や性質を決定する役割を持つため、同じ官能基をもつ有機化合物どうしは性質が似ていることが多い。官能基は分子の中でもっとも化学反応を起こしやすい部分である。
官能基による分類
○炭化水素類…有機化合物を官能基によって分類する場合、官能基が付いていない化合物の総称。リモネン、α-ピネンなどが含まれ、モノテルペン系炭化水素類やセスキテルペン系炭化水素類などに分類される。不飽和化合物接尾辞は「～ene」、飽和化合物の接尾辞は「～ane」。
○アルコール類…炭化水素に官能基－OH（ヒドロキシル基）が結合したものの総称。リナロール、ゲラニオールなどが含まれる。接尾辞は「～ol」。炭素骨格の構造によって、モノテルペン系アルコール類、セスキテルペン系アルコール類、ジテルペン系アルコール類、脂肪族系アルコール類、芳香族系アルコール類に分類される。ヒドロキシル基は親水性だが、炭素数が多くなると炭化水素としての性質が強くなり水にとけにくくなる。また酸化した場合、第一級アルコールはアルデヒド類、第二級アルコールはケトン類となる。
○フェノール類…ベンゼン環に官能基－OH（ヒドロキシル基）が直接結合したものの総称。チモール、オイゲノールなどが含まれる。接尾辞は「～ol」。フェノール類を含む精油は皮膚や神経系への刺激に注意が必要である。なお、ベンゼン環に官能基－OH（ヒドロキシル基）が間接的に結合した物は芳香族系アルコール類として分類され、フェノール類には該当しない。例えば、フェニルエチルアルコールなど。
○アルデヒド類…炭化水素に官能基－CHO（アルデヒド基）が結合したものの総称。シトラール、シトロネラールなどが含まれる。接尾辞は「～al」、または「～アルデヒド」で示す。テルペン系アルデヒド類、脂肪族系アルデヒド類、芳香族系アルデヒド類などにさらに分けられる。アルデヒド類を多く含む精油は、皮膚刺激に注意が必要である。アルデヒドは、アルコール類の一部が酸化することによって得られ、さらにアルデヒドが酸化するとカルボキシル基となる。
○ケトン類…炭化水素に官能基＞C＝O（カルボニル基）が結合したものの総称。カンファー（ボルネオン）、ヌートカトンなどが含まれる。接尾辞は「～one」。なお、カルボニル基は炭素原子に酸素原子が二重結合した構造を持つ。アルコール類の一部の酸化によりケトンが得られるが、ケトンはこれ以上酸化せず、また通常は水に溶けにくいものが多い。ケトン類を含む精油は、神経系への刺激に注意が必要である。
○エステル類…エステル結合を持ちカルボン酸とアルコール類の反応で生成される化合物。テルペン系エステル類、脂肪族系エステル類、芳香族系エステル類などに分類され、酢酸リナリル、酢酸ベンジルなどが含まれる。接尾辞は「～yl～ate（～酸～yl）」。エステルは、カルボン酸とアルコール類との間で脱水反応が起こり生成される。エステルを生成する脱水反応をエステル化という。反応時にはエステルとともに水が生成され、反対に、エステルに水を加えて分解する化学反応を加水分解という。低分子量のカルボン酸エステルは、果物に似た芳香を持つ。
○オキサイド類…短い鎖状骨格に官能基 －O－が結合しており、－C－O－C－の構造を持つ化合物。テルペン系オキサイド類である1,8-シネオールなどが含まれる。接尾辞は「～ole」、または「～oxide」。
○ラクトン類…環状構造を持つ有機化合物のうち、分子の環の一部にエステル結合を含むものの総称。分子量の大きいラクトンは、水蒸気蒸留法で製造された精油にはあまり含まれない。芳香族系ラクトン類、テルペン系ラクトン類、脂肪族系ラクトン類などがある。芳香族系ラクトン類の中にはクマリンと、光毒性で知られるクマリン誘導体のフロクマリン類も含まれる。

> チェックポイント

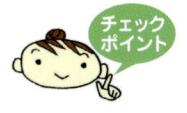

- 化学族（グループ）ごと記憶。化学式の形も表の中で確認。
- 精油の性質をうかがえる炭素骨格と官能基の組み合わせを記憶。

R-OH	アルコール類
Ar-OH	フェノール類（芳香族アルコール類）
R-COOH	カルボン酸類
R-COO-R'	エステル類
R-O	オキサイド類（酸化物）
R-CO-R'	ケトン類
R-CHO	アルデヒド類
R-COO	ラクトン類

※ R→鎖状炭素骨格　Ar→環状炭素骨格

① テルペン類…語尾が"エン"で終わる成分。
- モノ（C：イソプレン骨格が2個）が8種。セスキ（C：イソプレン骨格が3個）が8種。
  →それぞれ暗記法欄の語呂合わせで記憶。
- 作用は…モノテルペン→活性傾向（↑）で、セスキテルペン類→鎮静傾向（↓）。
- 成分別の精油を記憶→沢山あるものは右欄の"暗記法"欄語呂合わせで記憶。
- イソプレン骨格（C_5H_8）nの炭素（C：5の倍数）の数を記憶。
  ポイント →水素（Hは8の倍数）と勘違いしないように注意。

② アルコール類（-OH）…24頁の強力殺菌作用（危険）のオイゲノールとチモールを抜いた語尾が"オール"で終わる成分。
- モノテルペン・セスキテルペン・ジテルペンごとの成分名と作用・精油名を記憶。
  ポイント →ゲラニオール・リナロールも出題頻度が高い。暗記法活用。

③ エステル類（-COOR）…語尾が"〜酸""〜イル""〜エート"で終わるもの。
- 8種あり。特徴成分多し。すべてに"酸"がついている。

④ アルデヒド類（-CHO）…語尾が"アール"で終わる成分。
- 脂肪族系（鎮静↓）・芳香族系（活性↑、構造：環状炭化水素骨格）ごとに作用と照らし合わせて記憶。

⑤ ケトン類（>C=O）…語尾が"オン"で終わる成分。
- 精油名と成分名が似ていて、特徴的なため記憶し易い。

⑥ ラクトン類…語尾が"トン"で終わる成分。成分名は3種・精油は2種。

⑦ オキサイド類（-ole）…特徴的な4種の成分。
 1.8-シネオール→アルコール類とフェノール類と区別する。

※苦手意識の人が多い分野ですが、じっくりと眺め、繰り返し暗記することによって、苦手意識を克服!!

【精油学：その他の用語】

○ 有機化合物（炭素化合物）…炭素原子に水素原子が結合している化合物（人間、動物、植物などの生物）。ただし慣例として二酸化炭素など無機化合物として扱われる。精油は有機化合物の混合物。

○ 無機化合物…有機化合物以外の、炭素原子を含まない化合物。（ただし炭素原子を含む一酸化炭素、二酸化炭素、炭酸カルシウム、グラファイト、ダイヤモンドなどは慣例として無機化合物に分類。）

○ 一次代謝産物…生体内の物質代謝で作りだされる有機化合物で、生命維持に不可欠なもの（糖、有機酸、アミノ酸、脂質など）。植物は光合成によって水、二酸化炭素、光エネルギーから作り出される。人は野菜や穀類に含まれる一次代謝物質を栄養素としている。

○ 二次代謝産物…生体内で作りだされる有機化合物で、それぞれの生物が一次代謝産物をもとに独自に作り出す産物。アルカロイド、テルペノイド、アントシアニン、タンニン、植物が持つ芳香成分（精油）などが挙げられる。

○ LD_{50} 値…lethal dose（致死量）50%の略で、ある物質の危険性を確かめる毒性試験において、実験動物の50%が死亡する量。精油の場合は吸入以外の投与経路により、その危険性を確認します。LD_{50} 値は、体重1kgあたりの量 (mg) で表され、値が大きくなるほど危険性は低くなります。

○ ケモタイプ（＝化学種）…同一学名の植物でありながら、土地や気候、土壌といった生育条件の影響によって、ある植物から製造された精油の構成成分が大きな違いを持つもの。

○ 分別蒸留（＝分留）…液体混合物に含まれる各成分の沸点や蒸気圧の違いを利用して、成分を分別すること。フロクマリン類やテルペン類を除去する場合がある。単離香料を得るために芳香物質に含まれる単一成分のみを抽出することもある。

○ 脱テルペン工程…テルペン類の一部を分別蒸留によって除去すること。テルペン類を多く含む精油の、酸化、重合などの成分変化を防ぐために利用。

○ 脱フロクマリン工程…光毒性を回避するため、光毒性成分のフロクマリン類を分別蒸留によって除去すること。ベルガモット（圧搾法）などに行う。（ベルガモットFCF）

○ クエンチング効果…毒性や刺激性といったマイナス面の作用を、他の特定の成分によって弱められること。精油内成分どうしや精油ブレンドする際に成分間で生まれる効果の一つ。

○ シナジー効果（＝相乗効果）…二つの要素を組み合わせることで、単体であるよりも大きな効果を得るようになること。（プラス面作用強になることをいう）

○ 加水分解…水溶性の化合物が水の付加反応によって、その一部またはすべての結合が切断される化学反応。

精油→水分混入→エステル類の加水分解→カルボン酸とアルコール類に分解。

【精油学】 精油製造法一覧

製造法		抽出部位	抽出物	精油例
水蒸気蒸留法	＊原料を蒸発釜に入れ→直接蒸気を吹き込むか、水とともに沸騰→芳香物質を気化→芳香水蒸気を冷却→精油と芳香蒸留水の分離。（比重の違いで） ＊精油本来の沸点より低い温度で留出するので成分変質が少ない。 ＊低沸点（100℃前後）の成分が多いものには不適当。 ＊低コストで大量生産ができる。	花 葉 茎根 全草 種子 樹脂	精油 芳香蒸留水	ラベンダー ローズオットー
圧搾法	＊果皮をローラーなどで圧搾、遠心法の機械で分離し、常温で精油を得る（柑橘系の精油の抽出法）。 ＊常温圧搾→コールドプレス（CP）と言う。 ＊常温で処理するので天然の香りに近い。 ＊テルペン類や不純物などで変質しやすい。	果実 果皮	精油	ベルガモット オレンジ レモン
油脂吸着法	＊冷浸法（アンフルラージュ）…動物性の脂肪（常温）に花の香りを繰り返し吸着させた物（ポマード）→エタノール処理で芳香成分を溶出→エタノール除去→アブソリュート。 ＊温浸法（マセレーション）…加熱（60～70℃）した油脂に浸して得たポマード→エタノール処理で芳香成分を溶出→エタノール除去→アブソリュート。 ＊成分変質が少なく、天然の香りを保ちやすい。 ＊現代は手間とコスト高で、ほとんど行われていない。	花	※ポマード ↓ ※アブソリュート	ローズ Abs. ジャスミン Abs.
揮発性有機溶剤抽出法	＊常温下の石油エーテル・n-ヘキサンなどの揮発性有機溶剤に植物を浸した後→溶剤を除去したコンクリート（半固形状）→天然ワックス(花ロウなど)・脂肪などを除去（アルコール処理）→アブソリュート。 ＊微量ながら溶剤が残留する事がある。 ＊採油率が高い。	花 ハーブ	※コンクリート ↓ ※アブソリュート (Abs.)	ローズ Abs. クラリーセージ Abs. ジャスミン Abs.
		その他 樹脂等 根茎等	※レジノイド ↓ アブソリュート	ベンゾイン Abs.
その他	＊超臨界流体抽出法…液化二酸化炭素など高圧下で液体化する気体を溶剤に用いる→エキストラクト ＊製造段階で変化しにくいが、コストが高い。	全部位	エキストラクト	

※アブソリュート…揮発性有機溶剤抽出法や油脂吸着法によって得られた精油のこと。（一般に色がついている）
※ポマード………芳香成分を吸着し、飽和状態になった油脂。製造する際、植物の芳香物質を牛脂（ヘット）豚脂（ラード）、オリーブ油に吸着させる過程で得られる。
※コンクリート…花などから溶剤抽出し、溶剤を除去した物で、芳香成分や天然のワックス成分、色素などを含んだ半固形状のものをいう。
※レジノイド……揮発性有機溶剤抽出法によって、花以外の樹脂を含めた部位などから最終的に得られたもの。
※超臨界流体抽出法…流体化した溶剤は液体と気体の間の超臨界状態（流体状態）において、気体と液体の両方の性質を持つため花などに良く浸透、拡散し、芳香物質を取り込みやすい。　流体にかけていた圧力を通常に戻すと二酸化炭素が気化するため最後には単独で残り、エキストラクトが得られる。

【基材論】 植物油12種類一覧表

	植物油名	抽出部位・方法（科）	分類	主要成分（参考値）	特徴成分
1	月見草油（イブニングプリムローズ油）	種子の圧搾（アカバナ科）	植物油（乾性油）	リノール酸（55～75％）	γ-リノレン酸 10％
2	グレープシード油（ブドウ種子油）	種子の圧搾（ブドウ科）	植物油（乾性油）	リノール酸（60～80％）オレイン酸（10～20％）	ビタミン類
3	小麦胚芽油（ウィートジャーム油）	小麦胚芽の圧搾（イネ科）	植物油（半乾性油）	リノール酸（50～60％）オレイン酸（15～20％）	VE（トコフェロール）多く含む
4	セサミ油（ゴマ油）	種子の圧搾（ゴマ科）	植物油（半乾性油）	リノール酸（35～50％）オレイン酸（35～50％）	セサミン・セサモリン ビタミン
5	スィートアーモンド油（扁桃油）	種子の圧搾（バラ科）	植物油（半乾性油）	オレイン酸（60～67％）リノール酸（20～25％）	栄養豊富 ビタミン・ミネラル
6	アボカド油（ワニナシ油）	果肉の圧搾（クスノキ科）	植物油（不乾性油）	オレイン酸（60～75％）	ビタミン（特にA：カロテノイド）類・ミネラル
7	オリーブ油	果実の圧搾（モクセイ科）	植物油（不乾性油）	オレイン酸（55～80％）	VE 他のビタミン類
8	椿油（カメリア油）	種子の圧搾（ツバキ科）	植物油（不乾性油）	オレイン酸（85％）	パルミチン酸 8％
9	マカデミアナッツ油	種子の圧搾（ヤマモガシ科）	植物油（不乾性油）	オレイン酸（55～65％）	パルミトレイン酸（単価）20～25％ 栄養豊富・ビタミンミネラル
10	ココナッツ油（ヤシ油）	胚乳の圧搾（ヤシ科）	植物脂	飽和脂肪酸（85％）（ラウリン酸47％・ミリスチン酸18％・パルミチン酸9％・カプリン酸）	
11	ホホバ油 砂漠に自生	種子の圧搾（ツゲ科）	植物ロウ（植物性ワックス）	ステアリン酸 70％	ビタミンEが多い ビタミン・ミネラル
12	植物性スクワラン（オリーブスクワラン）	種子 オリーブ（モクセイ科）	飽和炭化水素	スクワラン（オリーブ油を蒸留して得られるスクワランに水素添加）	

チェックポイント

- 脂肪酸→飽和脂肪酸（常温で固体のものが多い）・不飽和脂肪酸（不飽和度が高いほど低温で液体→不安定、酸化しやすい）オレイン酸（1価）リノール酸（2価）α・γリノレン酸（3価）
- 乾性油→空気中に放置か加熱すると酸化、重合などを起こし、しだいに粘土を増し、最終的に固化する油脂等。（ヨウ素価130以上）。半乾性油→両者の中間的性質（ヨウ素価100～130）。不乾性油→空気中に放置しても乾燥しない油脂（ヨウ素価100以下と小さい）。

試験ポイントと暗記法

酸化特性 （ヨウ素価）＊	色 香り	用途・粘性・肌質（キーワード）
大変早い （195～199）	淡黄色 微香（やや強い）	非常に酸化しやすいのが特徴。 古くから化粧品などの材料として。
早い （120～150）	淡黄～黄色 無臭（わずかに）	伸びよく、軽い感触で、浸透性が高い。 トリートメントに頻用。刺激性低く、敏感肌・脂性肌に。
やや遅い （115～140）	琥珀色 強い胚芽臭（未精製）	比較的粘性強し。他の植物油への添加用として使用 （VE多し：酸化防止）。
やや遅い （103～116）	無色 微香（独特）	セサモリン、セサミン（抗酸化物質）。食用ゴマ油は高温加熱圧搾、基材に適さない。古くからアーユルヴェーダで使用。
やや早い （92～114）	無色～淡黄色 ほとんど無し	良く伸びて扱いやすい。古くから化粧品の材料に。 あらゆる肌質に。
やや早い （65～110）	淡黄～緑色（未精製） 濃厚に香る果肉臭	ビタミンA、各種ビタミン、ミネラルを含み美容効果が高い。老化肌や乾燥肌のケアに。
遅い （79～88）	淡黄～淡緑黄色 微香	浸透が良く、保温効果が高い。古代エジプト時代から利用。最初の圧搾は栄養価に富む（エキストラバージンオイル）。
遅い （78～87）	淡黄色 無臭～微香	浸透しやすく、日本では昔からスキンケア、ヘアケアに利用。酸化しにくく保存に向く。
遅い （70～80）	淡黄色 無臭～ナッツの微香	皮脂の組成に似た脂肪酸組成のパルミトレイン酸を含み、スキンケアによく用いられる。浸透性が高く、酸化しにくく保存性に優れる。（オーストラリア原産）
遅い （7～16）	淡黄　白色 微香（甘い）独特	飽和脂肪酸が多い（常温で固体、融点は約25℃前後）。酸化しにくく保存に向く。 サンオイル（紫外線対策）やヘアケアに利用。
遅い（熱強し） （92）	無色～黄色 無臭～微香	保湿力が高く、伸びが良い。酸化しにくく保存性に優れる。冬場に固まる（10℃前後で固化）。
遅い （50～60）	無色透明 無臭	油脂ではない。軽く伸びが良く肌になじみやすい。酸化しにくく保存性が高い。

試験ポイントと暗記法

- ＊ヨウ素価→成分中の不飽和度の高さを示す指標（二重結合の数に比例）。高いほど二重結合が多い不飽和脂肪酸を含むため、酸化しやすいとされる。VE、セサモリンなど抗酸化物質の存在により酸化特性に差が出る（小麦胚芽油・セサミ油など）
- 飽和炭化水素…炭素原子と水素原子で構成され、分子構造中に二重結合を含まない化合物。
- 植物油…一般に常温で液体の植物性油脂。植物脂に比べ不飽和脂肪酸（二重結合を持つ）を多く含む。
- 植物脂…一般に常温で固体の植物性油脂。植物油に比べて飽和脂肪酸（二重結合を持たない）を多く含み酸化安定が高い。

【基材論】 植物油12種類の暗記図

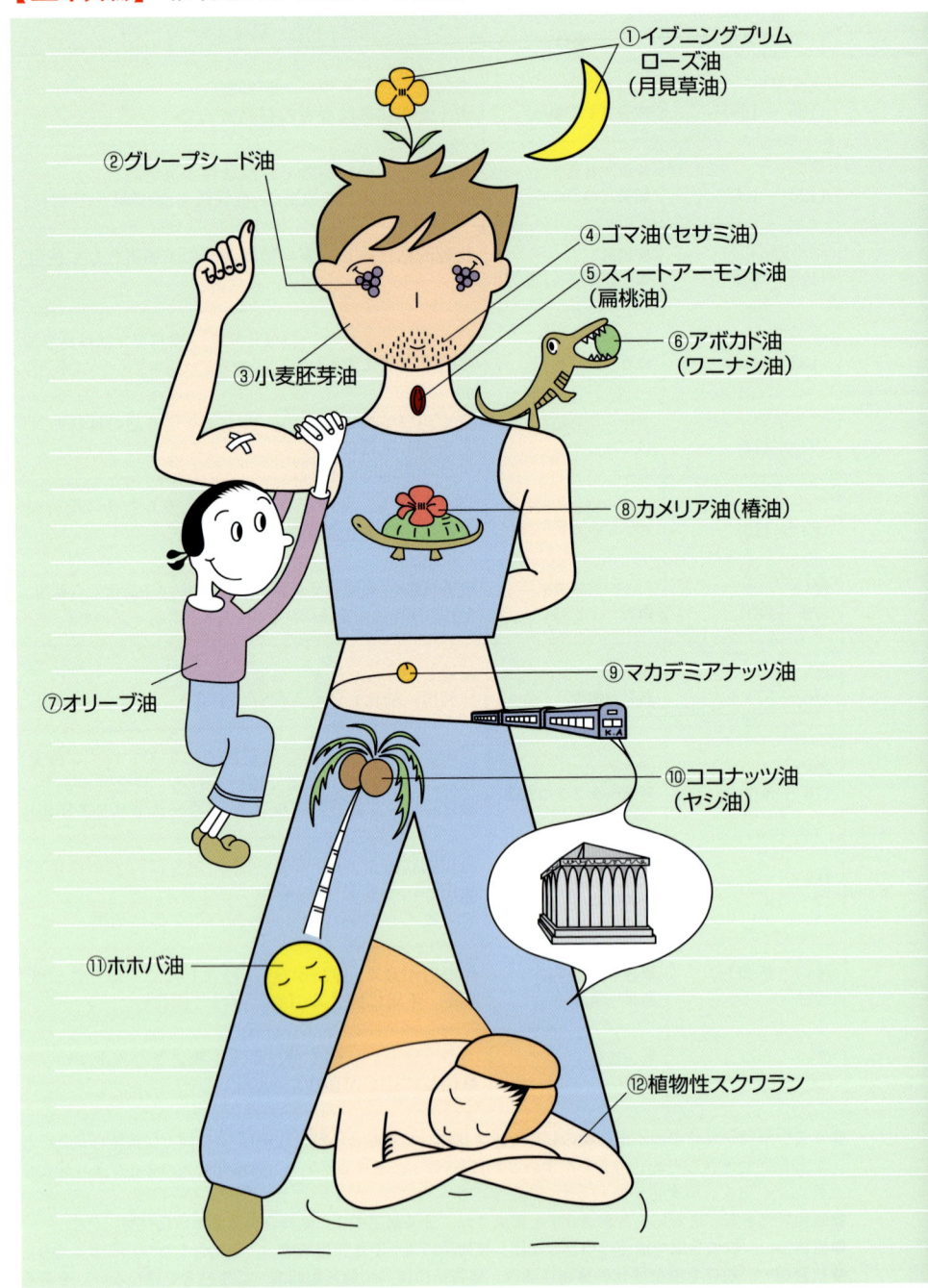

① イブニングプリムローズ油（月見草油）
② グレープシード油
③ 小麦胚芽油
④ ゴマ油（セサミ油）
⑤ スィートアーモンド油（扁桃油）
⑥ アボカド油（ワニナシ油）
⑦ オリーブ油
⑧ カメリア油（椿油）
⑨ マカデミアナッツ油
⑩ ココナッツ油（ヤシ油）
⑪ ホホバ油
⑫ 植物性スクワラン

試験ポイントと暗記法

酸化し易い
ヨウ素価高い

↑

① 彼は夜、頭に月見草の花を挿し
　　夜：イブニングプリムローズ（月見草油）

② ブドウのような目と、
　　グレープシード油

③ 小麦色でウェットな頬でイー（ビタミンE）感じ
　　ウィートジャム油（小麦胚芽油）

（注意）ビタミンE（トコフェロール）が豊富のため、ヨウ素価の数値は高いが酸化は遅く、他のオイルの酸化防止の為に添加することが多い。

④ 顎には、ゴマのようなひげが生えていて、
　　ゴマ油（セサミ油）

⑤ のどにアーモンドがつかえ、扁桃腺が腫れている。
　　アーモンド油（扁桃油）

⑥ 肩には、アボカドをくわえたワニと
　　アボカド油（ワニナシ油）

⑦ ポパイのようにたくましい腕にはオリーブがぶら下がり
　　オリーブ油

⑧ 胸には"椿の花を飾った亀"の柄が有り、
　　カメリア油（椿油）

⑨ おへそに、マカデミアナッツが挟まって
　　パルテノン宮殿行きのトレインが走っています。
　　マカデミアナッツ油（特徴成分⇒パルミトレイン酸）

⑩ 私は、ココナッツヤシの木の下の、
　　ラウンジで飽和状態でいたら脂肪が溜まり
　　ココナッツ油（ヤシ油）（主要成分⇒飽和脂肪酸・ラウリン酸）

⑪ 膝がホホと笑い、ロウ化が進んだようなので
　　液体のワックスでエステをしてもらっています。
　　ホホバ油（主要成分⇒液体ワックス・ロウ）

⑫ こうして、植物によってスクワレました。
　　植物性スクワラン

※のどからへそまではオレが主役。
　　　⇒　⑤～⑨主要成分はオレイン酸。

↓

安定している
ヨウ素価低い

試験ポイントと暗記法

【基材論：その他の基材】

○無水エタノール…日本薬局方により、15℃でエタノールを 99.5% 以上含むもの。アルコール純度が高いため、アロマテラピーでは精油を溶かす目的で用いる。
○消毒用エタノール…日本薬局方により、15℃でエタノールを 76.9 〜 81.4% 含むもの。無水エタノールに比べて高い消毒効果を持ち、皮膚や器具の消毒を目的として使用される。
○水…精製水や蒸留水など不純物が無く純度の高い水が良い。水道水は塩素（カルキ）を含むため不向き。ミネラルの少ない軟水が向く。
○グリセリン…代表的な三価のアルコール。無色で粘性、甘味のある吸湿性の液体。油脂のグリセリドから加水分解して得られる。水やエタノールによく溶け、化粧水の基材として利用（保湿効果）。高濃度溶液は水分を吸収し局所刺激作用、薄いと局所軟化作用がある。
○ミツロウ（＝ビーワックス）…ミツバチの腹部にある腺から分泌される動物ロウ（動物性ワックス）。抗菌作用、被覆作用、皮膚軟化作用、保湿作用を持つ。融点は 60 〜 66℃。アルコールにほとんど溶解しない。
○クレイ…粘土のこと。カオリン、モンモリロナイトなどを指す。被覆作用、吸収作用、吸着作用、殺菌作用、冷却作用、収斂作用などがあり、パック剤やファンデーションなどの粉末状化粧品の基材として。
○重層（＝炭酸水素ナトリウム、重炭酸ナトリウム）…弱アルカリ性の性質を持つ、無臭で白色の粉末。酸性の汚れを中和させる。皮膚の柔軟、洗浄作用、滑らかにする効果がある。脱臭剤、研磨剤、洗剤、入浴剤などに利用。
○クエン酸…柑橘類の果実などに含まれるカルボン酸の一つ。強い酸性を持つ。重層と組み合わせると、発砲する入浴剤ができる。手作り化粧水やリンスの基材として利用。アルカリ性の汚れを落とす→洗剤、衣類の洗濯仕上げ剤として利用。
○天然塩…自然の塩（無精製）。天然塩→マグネシウム、ナトリウム以外のミネラルを含む。血流促進、発汗作用→スクラブ剤や入浴剤の基材として利用。（精製塩は約 99％以上が塩化ナトリウム。）
○芳香蒸留水（ハイドロゾル、ハイドロラット）…水蒸気蒸留法で精油を製造する際に得られる、原料植物の水溶性の芳香物質を含んだ水。ローズ・オレンジフラワー・ラベンダーウォーターなどがある。安全性が高くそのまま化粧水として利用。クリームやパック材の基材として。

【ホスピタリティとコミュニケーション】　※資格マニュアル参照

○ホスピタリティの語源…「客人の保護」あるいは、「旅の途中の客人の保護者」としての精神を示すラテン語「hospics」だと言われている。現代におけるホスピタリティとは、人やものごとに対して心を込めてもてなす態度などを表す言葉である。
　・自分ができることを理解し相手の気持ちと目的に沿ったアロマテラピーを提供する。
　・相手を受け入れる。　・共感する。　・自分を犠牲にせずにホスピタリティを実践する。
○アロマテラピーインストラクター、アロマセラピストにおけるホスピタリティ
　ホスピタリティは、相手と向き合う中で湧き上がってくる、思いやりや配慮などの自然

な行為である。従って実践する人によって、さまざまな考え方や表現方法、多様性を持つものであり、自己を犠牲にせず、相手も自分も大切に、共にアロマテラピーを楽しみ、分かち合う。

〇コミュニケーションとは
　人間や動物などが、意思、感情、情報、態度などを受け取り合う、または伝達し合うこと。
　コミュニケーション円滑→現代社会においてストレスの軽減にも繋がると考えられている。

〇コミュニケーションの種類と心得
　◇内的コミュニケーション（自分自身に気づくこと）
　　・自分を知る　・自己信頼　・自己尊重　・自分に正直であること
　◇外的なコミュニケーション（自分と他者との間のコミュニケーション）
　　言語的なコミュニケーション
　　　・相手を尊重し、受け入れる姿勢を持つ　・共感する　・多様性を受容する
　　　・適切な言葉使いで、目的にあった話を心掛ける　・重要なことは簡潔に伝える
　　　・理解し合うために対話を重ねる（意思の疎通）　・問題点だけでなく解決策を話しあう
　　非言語的なコミュニケーション
　　　・服装、髪型、表情、姿勢、視線、声のトーン、しぐさ、距離感、雰囲気、触覚など、しぐさや表情の変化などにも意識を向ける。

〇コミュニケーションするうえでの注意点
　自分や相手のことも考えて、両者にとって最も良い妥協点を見つけることを心掛ける
　　・相互尊重する　・自己責任　・攻撃的にならない　・感情的にならない

【ボランティア論】　※資格マニュアル参照

〇ボランティアの定義…「有志」を意味する言葉が語源。一般に、社会の中で仕事や家庭などの通常の人間関係とは別に、地域、団体に対して自発的（有志）かつ無償の貢献を行うこと。

〇ボラティアの特性
　・自発的…自ら進んで　行いことであり、「有志」を意味する。
　・非営利性…ボランティアは、原則として無償である。
　・自由で多彩な活動…テーマを自由に選び、多彩な活動内容が設定できる。
　・対等な関係…行う側と受ける側は、経済的にも、精神的にも対等である。

〇社会におけるボランティア…国や自治体の行政は「法の下の平等の精神」から、常に「公平性」が問われているが、ボランティアの特性は、「自発性」や「自由で多彩な活動」の見地から、必ずしも平等である必要性はなく、自発的に行える範囲で良い。

〇ボランティア意識の変遷…「施す」から「共に生きる」へ。
　経済的に裕福な人が貧しい人に「施す」という考え方には、お互いの間に、上下関係が意識されることがあったが、ボランティア意識が社会に浸透していく中で、共に支えあう対等の意識が生まれてきた。

〇共に成長するボランティア…自分の能力や状況に合わせてできることから実践し、成長していければよい。また、受け手の方が、ボランティアの成長を見守ってくれることもある。

〇経費負担について…常識的な範囲であれば、非営利性に反することではない。（交通費など）

【健康学：食生活】 3大栄養素とアルコール

栄養素名		摂取量(g／日)	主な作用と特徴	消化酵素
炭水化物	糖質	4kcal／g 総エネルギーの60％を糖質から摂取	穀類(230g) 砂糖(20g) 芋類(100g) 蜂蜜	・単糖類(ブドウ糖・果糖)・二糖類(ショ糖など)・多糖類(グリコーゲン・デンプンなど)がある。 ・ブドウ糖の形で全身に運ばれエネルギー源となり、グリコーゲンとして肝臓に貯蔵される。 ・余剰分は中性脂肪になり脂肪組織に蓄えられる。 ・ブドウ糖は脳、神経細胞の唯一のエネルギー源。 ・筋肉運動、体温維持エネルギー。	アミラーゼ (唾液・膵臓)
	食物繊維	目標摂取量 20〜25g／1日 (現在の平均値16g)	小麦胚芽、玄米、豆類、海藻、きのこ類	・糖代謝、コレステロール値を正常化、有害物質排泄。 ・六大栄養素の一つ→生活習慣病の予防 ・不溶性食物繊維(セルロース、ペクチン、キチンなど) 　→腸の働きを活発にして、有害物質を排泄。 ・水溶性食物繊維(ペクチン、マンナン、アルギン酸など) 　→糖吸収抑制やコレステロール値の正常化に働く。	
脂肪(脂質)		9kcal／g 総エネルギーの20〜25%を脂肪から摂取。	乳製品、肉、魚、ナッツ類、植物油(油脂20g)	・ホルモン、細胞膜、核酸などの構成成分。 ・糖質からも体内合成される。 ・余剰分は中性脂肪として皮下や内臓の脂肪組織に蓄えられる。 ・糖が不足→中性脂肪を分解→エネルギー源に。 ・脂溶性ビタミンの吸収を助ける。(ビタミンA・D・E・K)	リパーゼ (膵臓・肝臓)
蛋白質		4kcal／g 60〜80g／1日	乳製品(250g)、卵(50g)、肉・魚介(100g)、大豆(80g)	・アミノ酸の重合体(数百〜数千個)。 ・筋肉や骨、内臓、毛髪の構成成分(構成素)として必須。 ・酵素、遺伝子、ホルモン、抗体を生成。	ペプシン(胃) トリプシン (膵臓)
アルコール		7〜8kcal／g		・適量→副交感神経を高め、血行を良くする。 ・飲み過ぎ→肝臓へ負担	

主な不飽和脂肪酸の分類

脂肪酸名		主な作用と特徴	多く含む食品
オレイン酸（単価不飽和脂肪酸） 18：1 炭素数：二重結合数		・血中コレステロールを減らす。体内で合成できる。	オリーブ油
多価不飽和脂肪酸	必須脂肪酸 リノール酸 18：2	・血中コレステロールを減らす。体内でアラキドン酸を経て生理活性物質に転換。・色素沈着淡色効果や皮膚のターンオーバー促進作用あり。・エモリエント剤として化粧品に使用。	紅花油 グレープシード油 小麦胚芽
	α-リノレン酸 18：3	・体内でEPA・DHAに変化。 ・ガン発生抑制、アレルギー性疾患を改善。	えごま油 亜麻仁油
	γ-リノレン酸 18：3	・月経前緊張症や更年期障害などの緩和。 ・血流を良くし、血栓抑制、血糖値、血圧、血中コレステロール値を下げる。	月見草油
	アラキドン酸 20：4	・体内で、リノール酸やγ-リノレン酸から合成される。 ・様々な生理活性物質に転換される。・ヒスタミン遊離を活性化。	動物の 内臓脂肪
	EPA (エイコサペンタエン酸) 20：5	・DHAと相補関係にあり、血栓を予防、血圧を下げる。 ・循環器系、神経系、生活習慣病を改善、予防する。 ・アラキドン酸の働きを抑制。 ・過剰摂取…血液抗凝固。(IPAイコサペンタエン酸はEPAの国際表記)	青魚の脂
	DHA (ドコサヘキサエン酸) 22：6	・体内ではα-リノレン酸からEPAを経て合成される。 ・アレルギー性疾患や生活習慣病の予防。・脳や神経の発育、維持。 ・悪玉コレステロール(LDL)を減らし善玉コレステロール(HDL)を増やす。	青魚の脂

＊多価不飽和脂肪酸の全てを必須脂肪酸とする考え方もある。
＊テスト→食物繊維は難消化性多糖類。

主なミネラルと生理作用

体内で合成できないが、微量で生体の機能維持と調節に不可欠。

	ミネラル名	多く含む食品	主な作用と特徴	欠乏症 or 過剰症
主要ミネラル	カルシウム Ca	小魚・野菜・乳製品大豆製品。1日の必要量約600mg	・骨や歯を形成する。 ・神経の情報伝達に関与する。 ・血液凝固を促進する。 ・体液のイオンバランスに関与。 ・カルシウムの吸収量は、食品中のリンやビタミンDの含有量に左右される。	欠乏→ 骨粗鬆症
	リン P	清涼飲料水や加工食品に多く含まれる	・カルシウムやマグネシウムと結合して骨や歯を形成する。 ・脂肪と糖質の代謝（ATPとしてエネルギーを貯蔵、放出）に関わる。 ・核酸代謝に関与する。	過剰摂取→ カルシウムの吸収を妨げる
	カリウム K	野菜・芋	・ナトリウムと共に細胞内外の浸透圧のバランス調整。 ・体内の過剰なナトリウムの排泄→血圧を調節。 ・神経や筋肉の働きを助ける。 ・カルシウムと拮抗的に働く。	欠乏→低カリウム血症を引き起こす。
	イオウ S	魚や肉、卵、牛乳のたんぱく質に含まれる。	・アミノ酸と共に摂取され、健康な皮膚、髪、爪を形成する。 ・解毒作用を持ち、有害ミネラルの蓄積を防ぐ。 ・シスチンとシステイン、メチオニンなどのアミノ酸に含有される。	
	塩素（塩化物）	食塩・トマト・海草	・胃液中にあり、消化を促進。	
	ナトリウム Na	塩、魚介類、海藻、乳製品	・カリウムと共に、水分、浸透圧や酸・塩基バランスに関与している。 ・水分を保持する働き（細胞外液・血液量）。	過剰→ 高血圧・浮腫
	マグネシウム Mg	海草・胚芽・ナッツ類	・カルシウムやリンと共に、骨や歯を形成する。 ・酵素の働きを助け、心臓や血管などの正常な機能維持。 ・筋・神経の興奮を鎮める役割を持つ。	
微量元素	鉄 Fe	レバー、カキ、肉、卵黄、緑黄色野菜・胚芽・カボチャの種	・ヘモグロビン（赤血球）、ミオグロビン（筋）に含まれ、酸素を運搬する。 ・ビタミンCは鉄の吸収に関与する。	欠乏→ 鉄欠乏性貧血
	亜鉛 Zn	カキ（貝）・ナッツ類・レバー・ショウガ・ピーナッツ・ステーキ	・新陳代謝に必要な酵素を生成するための成分。→発育促進。 ・DNAの転写、タンパク質合成に関与。 ・味覚や嗅覚を正常に保つ。 ・骨、肝臓、腎臓、筋肉など新陳代謝の活発な組織に多く存在する。	欠乏→味覚嗅覚障害・皮膚湿疹・発育障害
	銅	カキ・大豆油・アーモンド・クルミ・レバー・レーズン	・ヘモグロビンの合成に関与し、鉄の吸収を助ける→貧血予防。 ・メラニン色素生成。 ・骨や血管の強化。	欠乏→髪や皮膚の脱色。
	ヨード（ヨウ素）I	海草・カキ・カブの葉	・基礎代謝（三大栄養素の代謝）を盛んにする。→発育促進。 ・甲状腺ホルモン成分。 ・皮膚や髪を健康に。	欠乏・過剰→甲状腺異常
	マンガン	アーモンド・ライ麦・大麦・ほうれん草	・骨形成や三大栄養素の代謝、エネルギー生産に関わる	欠乏→ 発育障害
	クロム	野菜、穀類、肉類、魚介類	・糖質、脂質の代謝に関与。 ・コレステロール値を正常にする。	欠乏→糖尿病・高血圧
	モリブデン	穀類、豆・豆製品、レバー	・尿酸の代謝、糖質、脂質の代謝に関与する。 ・鉄の利用を高め貧血予防に。	欠乏→ 貧血、疲労
	セレン	チーズ・魚介類・肉類・穀物類	・抗酸化作用→癌の予防。 ・甲状腺ホルモンを活性化する酵素の構成成分。	
	コバルト	肉類、レバー、魚介類、チーズ	・ビタミンB12の構成成分の一つ。→悪性貧血の予防。 ・神経の働きを正常化する。	欠乏→貧血・筋肉萎縮

【健康学：食生活】ビタミンの生理作用

名称			生理作用
水溶性ビタミン	ビタミンB群	ビタミンB_1 （チアミン）	脳や神経系の調節。糖質の代謝に関与。消化液の分泌を促進。
		ビタミンB_2 （リボフラビン）	たんぱく質と脂質の代謝に関与。皮膚や口内の粘膜保護。 爪や髪の成長を助ける。
		ナイアシン （ビタミンB_3） ニコチン酸とニコチン酸アミドの総称	糖質、脂質、たんぱく質の代謝に関与。 生体内では必須アミノ酸のトリプトファンからも合成される。
		ビタミンB_6 （ピリドキシン）	血液凝固や皮膚、髪、歯の成長に関与する。神経伝達物質の合成にかかわる。抗アレルギー作用がある。
		ビタミンB_{12} （コバラミン）	たんぱく質代謝に関わる。葉酸と協力し、赤血球中のヘモグロビンや核酸（DNA）の合成を助ける。
		葉酸 （ビタミンB_9・ビタミンM）	ビタミンB_{12}と協力し、赤血球の合成を助ける。たんぱく質や核酸（DNA・RNA）の合成に関与。妊娠初期の胎児の神経系発育促進。
		パントテン酸	脂質と糖質の代謝に関与。 高比重リポタンパクを増やし、ストレスに強い身体を作る。
		ビオチン （ビタミンH・ビタミンB_7）	脂質の合成、たんぱく質や糖質の代謝に関与。髪や爪、肌を丈夫にする働き。アレルギー症状を起こすヒスタミンの増加を抑える。
	ビタミンC （アスコルビン酸）		たんぱく質代謝に関与。コラーゲン生成。免疫力を高め、動脈硬化や心臓病の予防。抗酸化作用（老化防止、メラニン生成の抑制、発ガン物質抑制）。ストレスや喫煙などで消費されやすい。
脂溶性ビタミン	ビタミンA （レチノール）		皮膚、粘膜の形成に関わり、網膜の構成成分となる。抗酸化作用。免疫力向上。風邪予防。細胞の正常な分裂を助けてガンを予防する。動物性→ビタミンとして体内に吸収され利用される。植物性→β-カロテンとして摂取され、必要に応じて体内でビタミンAに変換。
	ビタミンD （カルシフェロール）		カルシウムやリンの吸収と放出を助け、骨を作るために欠かせない。紫外線に当たることによって、コレステロールから皮膚で合成される。
	ビタミンE （トコフェロール）		抗酸化作用→特に体内の脂質の酸化を防いで老化を防ぐ。 ホルモン生成や分泌、生殖機能に関与。
	ビタミンK （フィロキノン）		血液凝固に必須のプロトロンビンの合成に必要。骨の代謝に関与。一部、腸内細菌によって合成される。

チェックポイント

- 脂溶性ビタミンは酸に弱いが、アルカリには安定である。水溶性ビタミンはこの逆の性質を持つ。
- 熱に対する安定性は→E＞D＞B2＞B1＞A＞C
- 脂溶性ビタミン→ビタミン刑事（DEKA）
- ビタミンA，C，E（エース）は二重結合を持つ→酸化され易い→抗酸化作用を持つ。

	欠乏症	多く含む食品
	脚気・イライラ・疲労 神経炎・浮腫・心臓肥大	レバー・小麦胚芽・ 豆類・豚肉
	口角炎・皮膚炎・ 発育障害	乳製品・卵・ 緑黄色野菜・鶏肉
	食欲不振・皮膚炎・ ペラグラ	魚類・肉類
	口内炎・貧血・皮膚炎	レバー・肉・豆類
	神経障害・悪性貧血	動物性食品
	悪性貧血	レバー・緑黄色野菜
	脂質代謝障害 エネルギー代謝異常	通常の食生活で摂取できる。
	皮膚炎・白髪・脱毛	腸内細菌によって合成、吸収。欠乏は稀。
	壊血病	緑黄色野菜・果実・イモ類
	成長障害・夜盲症	緑黄色野菜 (特にニンジン)
	くる病・骨軟化症 骨粗しょう症	魚介類・卵類・ きのこ類・レバー
	抜毛・筋力低下 生殖機能障害	小麦胚芽・植物油・ 豆類・卵黄
	出血傾向 血液凝固不良	緑黄色野菜・豆類

必須アミノ酸の覚え方
フロバ（フロバ）、悲鳴（ヒメイ）、リスト

フ	ロ	バ	ヒ	メ	イ	リ	ス	ト
フェニルアラニン	ロイシン	バリン	ヒスチジン（幼児）	メチオニン	イソロイシン	リジン	スレオニン	トリプトファン

アロマテラピーにおける精油の吸収と浸透
吸収…精油成分が毛細血管から入ることを表す。吸収経路は、皮膚、粘膜、呼吸器、消化器がある。AEAJは消化器からの吸収は推奨していない。

浸透…皮膚に付いた精油成分やキャリアオイルが表皮や真皮の一部に到達することを示す。浸透した成分は、局所的に作用し、大きな分子以外は体内に吸収される。

精油の薬理効果のチェックポイント
(肌に関係する作用)
・アストリンゼント作用…収斂作用。皮膚を引き締める作用。
・エンハンサー作用…肌の組織の張りを良くし、引き締める作用
・エモリエント作用…皮膚を柔らかくする作用。

精油の定義
　精油は、植物の花、葉、果皮、根、種子、樹脂などから抽出した天然の素材で、有効成分を高濃度に含有した揮発性の芳香物質である。
・誘引作用…香りによって、有益な虫や鳥などを引き寄せる働き。
・忌避作用…香りによって、虫や鳥などを避け、植物が食べられるのを避ける（苦味成分など）
・冷却作用…強い太陽の熱から、芳香物質の一部を蒸発させ自らを冷却させる働き。
・成長抑制作用…他の植物の発芽や成長を抑制する働き。

精油成分のマイナス作用
・経口毒性…内服によって精油成分→消化器系から吸収→体内を循環→肝臓や腎臓に影響を及ぼす毒性のこと。
・経皮毒性…表皮から吸収→血流を介して→体内を循環し→経口毒性と同じ作用を起こすこと。
・皮膚刺激…表皮から浸透→皮膚にかゆみ、炎症、かぶれや浮腫、赤斑などを生じさせる刺激のこと。
・粘膜刺激…口腔、眼、鼻腔、消化器などの粘膜に、精油成分が直接与える刺激のこと。
・光毒性…皮膚に精油を塗布後、紫外線を浴びると、皮膚の炎症や色素沈着を起こす毒性。塗布後12時間は控える。
　　　光毒性の代表成分：ラクトン類のベルガプテン　　精油の例：ベルガモット、レモン、グレープフルーツなど。

【健康学：休養】

睡眠とサーカディアンリズム（＝概日リズム）

生物に備わる、おおよそ１日を単位（約24時間周期）とする生体リズム。外界の光や温度など外部環境の変化によるものではなく、生物に内在している内因性リズムを指し、人の場合、睡眠と覚醒、体温、血圧、メラトニンやコルチゾール等のホルモン分泌などの変動が代表的（明暗周期により外界と体内リズムの同調→誤差は時差ぼけ等）。

睡眠…一般にノンレム（non-REM）睡眠から入り、ノンレム睡眠とレム（REM：Rapid Eye Movement）睡眠が約90分を１セットとして、３～５セット繰り返したのち覚醒する。

レム睡眠（REM）	ノンレム睡眠（non-REM）
身体の休息（浅い眠り）	大脳の休息（深い眠り）
①速い眼球運動・しばしば夢を見る ②脈や呼吸が速く不規則、血圧は大きく変動、顔面や指筋は不規則に動く ③骨格筋の緊張消失 ④尿量減少 ⑤脳は活動（記憶の整理、固定）	①眼球運動を伴わない ②心拍数、血圧、体温、呼吸活動、脊髄反射など低下 ③外から刺激があっても目覚めにくい ④大脳の休息で、睡眠の質に関係

＊テスト→寝入りばな（初め）はノンレム睡眠

【健康学：運動】

○**有酸素運動（エアロビクス）**…筋肉内において酸素を使ってグリコーゲン、脂肪、タンパク質を分解し、エネルギーを産生しながらする運動。遊離脂肪酸の形で脂肪も利用するため、内臓脂肪が減少し、生活習慣病予防に役立つ。（軽いジョギングやウォーキングなど、軽度から中程度の運動）

○**無酸素運動（アネロビクス）**…筋肉内において酸素を使わずにエネルギーを産生しながらする運動。無酸素でグリコーゲンを分解するために乳酸が発生しやすい。筋肉の増強や基礎代謝アップが期待できるが疲労しやすい。（短距離走や重量挙げなど）

【健康学：健康管理（肥満）】

肥満とは、体重が重い、または脂肪細胞が増加、肥大して体脂肪の蓄積が増加した状態。

- **単純性肥満**…摂取エネルギーの余剰が脂肪となって蓄積。
- **症候性肥満**…原因となる疾患によって引き起こされる。
- **肥満判定の指標**（BMI：Body Mass index）…体格を数値化して表す方法。世界共通で用いられる。
  $$BMI = 体重〔kg〕÷ 身長〔m〕^2$$
  日本⇒BMI"25以上"→肥満。BMI"22"→標準体重（統計的に最も疾病が少ない）
- **内臓脂肪型肥満**（＝リンゴ型肥満・上体肥満）…内臓の周りに脂肪が蓄積するタイプ。男性や閉経後の女性に多い。メタボリックシンドロームや生活習慣病を引き起こす危険性が高い。
- **皮下脂肪型肥満**（＝洋梨型肥満・下体肥満）…下腹部や腰周り、太ももなどの皮下に脂肪が蓄積するタイプ。若い女性に多い。女性ホルモンの影響を受け、将来の妊娠や出産

に備えて蓄えられるもので、生活習慣病を引き起こす危険性はあまりない。
- メタボリックシンドローム（＝内臓脂肪症候群）…内臓脂肪型肥満によって生活習慣病が引き起こされやすくなった状態。

  ウエスト周囲（へそ周り）男性…85cm以上、女性90cm以上に加え、下記の三つのうち二つ以上に該当する場合、メタボリックシンドロームと診断される。（2005年4月複数学会診断基準公表）
  ① 血中脂質…中性脂肪（トリグリセリド）値150mg/dl以上、HDLコレステロール値40mg/dl未満のいずれか、または両方。
  ② 血圧…収縮期（最高）血圧130mmHg以上、拡張期（最低）血圧85mmHg以上のいずれか、または両方。
  ③ 血糖（糖代謝）…空腹時血糖値110mg/dl以上。

【健康学：健康管理（疾病とその予防）】

機能性便秘の種類と予防

	原因など	改善法
直腸性便秘 （習慣性便秘）	度重なる便意の抑制、下剤の誤用乱用→直腸の感受性が低下、便意が起こりにくい（女性に多い）	朝食を十分にとる 朝、トイレに行く時間をもつ（便意を我慢しない）
弛緩性便秘	大腸の緊張の低下、運動の鈍化→腹筋の衰え（老人や出産後の女性に多い）	繊維の多い食事を摂る 適度な運動をする
痙攣性便秘	ストレスや自律神経のアンバランス、特に副交感神経の過緊張→結腸に痙攣がおこり、狭くなり通過が妨げられる。下痢と交互に起こる場合もある。	リラックスを心がける 香辛料の多い食事を避ける

主な疾病と生活習慣病との関わり

○動脈硬化…動脈の硬化、コレステロール沈着。アテローム（粥腫）性動脈硬化が多い。
○高血圧症…本態性（一次性）高血圧（生活習慣病）90％。遺伝やストレス、生活習慣等が要因。最高（収縮期）血圧140mmHg以上、最低（拡張期）血圧90mmHg以上。
○脂質異常症…高LDL（悪玉）コレステロール、低HDL（善玉）コレステロール、高トリグリセリド（中性脂肪）。
○糖尿病…生活習慣病は2型（インシュリン非依存性）→90〜95％。インスリンの低下や欠乏→血中にブドウ糖増加→尿中に排泄状態。（正常値空腹時血糖→65〜110mg/dl。血中HbA1C6.2％以下）。膵臓のランゲルハンス島（膵島）からインスリン（血糖↓）、グルカゴン（血糖↑）分泌。
○虚血性心疾患…冠状動脈の硬化、狭窄等→心筋細胞への酸素供給不足。一過性→狭心症。完全に閉塞、破壊→心筋梗塞。
○脳血管疾患…脳梗塞（脳血管閉塞）、頭蓋内出血（硬膜下血腫、クモ膜下出血、脳出血）。心臓内に血液の塊→脳の動脈に流れ、脳の血管を塞いで発症。
○痛風…長期、高尿酸血症→関節に尿酸塩結晶→急激な関節炎。プリン体を含む食品の摂り過ぎや腎機能低下。中高年の男性多し。

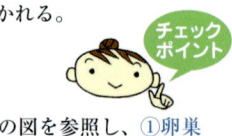

【健康学：女性の健康】

視床下部−下垂体−卵巣 という一連のホルモン調節機能に支配されている。

女性ホルモン名を整理する

- 視床下部から下垂体に分泌されるホルモン
  - 性腺刺激ホルモン放出ホルモン
    （Gn−RH：ゴナドトロピン）
- 下垂体から卵巣に向かって分泌されるホルモン
  - 卵胞刺激ホルモン（FSH）
  - 黄体化ホルモン（LH）…排卵誘発
- 卵巣から分泌されるホルモン2種
  ①卵胞ホルモン（エストロゲン）
  ②黄体ホルモン（プロゲステロン）

①卵胞ホルモン（エストロゲン）
- 黄体形成ホルモンの分泌を促す。子宮内膜を再成促進する。
- 乳房のふくらみ、髪のつや、肌の張り→女性らしさを作る。
- 骨の健康や血液循環にもかかわる。
- 閉経後のエストロゲン減少は骨粗鬆症、脂質異状症、動脈硬化や泌尿器系疾患などに影響。
- 主に卵胞から分泌されるが、排卵後の黄体からも分泌される。黄体から分泌されたエストロゲンはプロゲステロンと共同して受精卵の着床や妊娠維持を助ける。
- エストロゲンのピークは1周期に2回。　卵胞期（卵胞成熟）＝増殖期
  　　　　　　　　　　　　　　　　　　黄体期（黄体成熟）＝分泌期

②黄体ホルモン（プロゲステロン）
- 子宮内膜を受精卵が着床するのに適した状態にする。（子宮内膜肥厚・柔らかくする）
- 月経前症候群といわれる各種の不調に関係する。
- プロゲステロンは主に黄体で形成されて、分泌される。
- 排卵後の基礎体温上昇（高温期）に関わる。（体温 0.3～0.5℃）
- プロゲステロンのピークは1周期に1回。　黄体期（黄体成熟）＝分泌期
- FSH・LH分泌の抑制指令を出す。（負のフィードバック）

性腺とホルモン

乳房を発育させるのは………エストロゲン（卵胞ホルモン）
乳汁を作るのは……………プロラクチン（乳腺刺激ホルモン）
乳汁を分泌させるのは………オキシトシン
　妊娠中……エストロゲンがプロラクチンの作用を抑制→乳汁抑制。
　分娩後……プロラクチンとオキシトシンが増加→乳汁分泌。
　授乳中……新生児の乳頭吸引刺激がオキシトシンを更に増加→乳汁分泌増加。

性周期のホルモンと各相の仕組み

性周期は、下垂体前葉から分泌される卵胞刺激ホルモン（FSH）と黄体化ホルモン（LH）に支配される。
①卵巣周期は卵胞期・排卵期・黄体期よりなる。
②子宮内膜周期（月経周期）は月経期・増殖期・排卵期・分泌期に分かれる。

性周期（FSHやLHに支配される）

①卵巣周期		②子宮内膜周期（月経周期）
卵胞期	⇔	増殖期（月経期）
黄体期	⇔	分泌期

チェックポイント：右ページの図を参照し、①卵巣周期と②子宮内膜周期（月経周期）の対比によって記憶する。

性腺刺激ホルモンの血中濃度

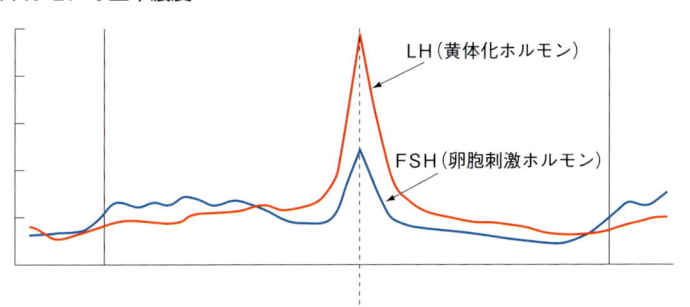

LH（黄体化ホルモン）
FSH（卵胞刺激ホルモン）

卵巣中の卵胞の変化

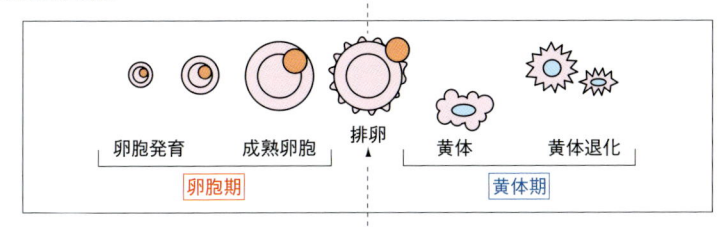

卵胞発育　成熟卵胞　排卵　黄体　黄体退化

卵胞期　　　　　　　　　　黄体期

卵巣ホルモンの血中濃度

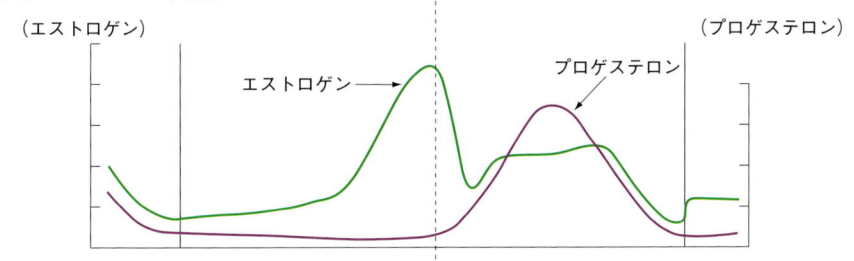

（エストロゲン）　　　　　　　　　　　（プロゲステロン）

エストロゲン　　プロゲステロン

子宮内膜の変化

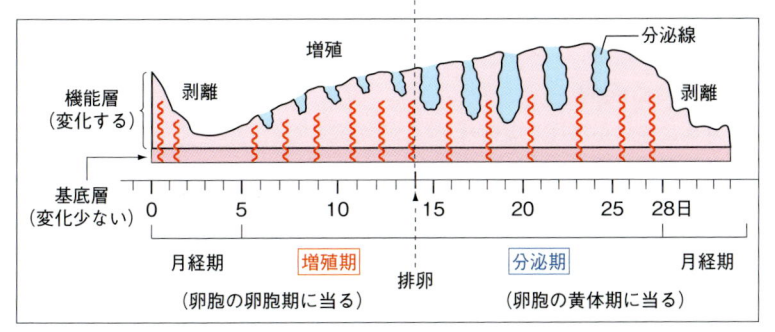

分泌腺
増殖
機能層（変化する）
剥離　　　　　　　　　　　　　　　　　剥離
基底層（変化少ない）

0　　5　　10　　15　　20　　25　　28日

月経期　　増殖期　　排卵　　分泌期　　月経期

（卵胞の卵胞期に当る）　　（卵胞の黄体期に当る）

試験ポイントと暗記法

【メンタルヘルス：ストレスと疾病】 ※資格マニュアル参照

メンタルヘルスとは心の健康を保つこと。2011年7月厚生労働省は、国の医療対策で重点をおいているがん、脳卒中、心臓病、糖尿病の「4大疾病」に近年疾患者が増加している精神疾患を追加し「5大疾病」とする方針を発表した。

ストレスの原因（原因となる刺激＝ストレッサー）

○物理的要因…自然環境によるもの（光、音、温度、湿度、放射線、風など）
○化学的要因…体に取りこまれる化学物質（薬物、タバコ、食品添加物、栄養の過不足）
○生物学的要因…非自己が体内に侵入（細菌、ウイルス、カビ、ダニ、花粉など）
○社会的要因…社会との関わり（場による→家庭、学校、職場、地域など）、（時間による
　→幼児期、青年期：思秋期、青年期：更年期、老年期での、社会との関わりや役割の変化）
○心理的要因…自己の精神的な状態（不安、緊張、怒りなど）
○身体的要因…自己の身体的な状態（疲労、不眠、健康障害など）

ストレス反応と副腎機能　　ハンス・セリエによるストレス学説「汎適応症候群」※

		全身の反応	副腎等の反応
警告反応期	ショック相	体にストレッサーが加わることにより、体はショック反応（血圧降下、体温降下）を示す	交感神経を介して副腎髄質からカテコールアミン（アドレナリン、ノルアドレナリン）が放出される
	抗（反）ショック相	ショック反応に対して体は抵抗を示す。（体温、血圧、血糖値上昇）神経活動が活発化、筋肉緊張、血流増加	視床下部から下垂体前葉を通じて副腎皮質刺激ホルモン（ACTH）が分泌され副腎皮質ホルモン（糖質コルチコイド）が放出される
抵抗期		ショックに対する抵抗力を維持、増強する	副腎皮質から糖質コルチコイドなどが継続的に分泌され抵抗力の増強が図られる
消耗期（疲廃期）		ストレッサーが長く続くことにより免疫力が低下、体は消耗し心身症などの障害があらわれ始める	副腎機能は低下

※汎適応症候群＝全身適応症候群

ストレスに関わる疾病

①心身症…身体に症状が現れる疾患のうち、その発症や経過にストレスや葛藤などが深くかかわり、器質的または機能的な障害が認められる疾患の総称。神経症やうつ病などの精神障害とは区別される。自律神経失調症、過敏性腸症候群、過換気症候群、胃潰瘍、十二指腸潰瘍、気管支喘息、本態性高血圧症、湿疹、偏頭痛などが挙げられるが、生活習慣などその他の要因で発症した場合は心身症に該当しない。
　・自律神経失調症…自律神経系のバランスが崩れることで心身に起こる症状の総称。さまざまな不定愁訴を有するが、異常が見つからない場合が多い。さまざまな身体

的症状、精神的症状が見られる。
- 過敏性腸症候群…主に大腸の運動、及び分泌機能の異常が原因で起こる疾病の総称。心身症の一種。自律神経系の乱れや、ストレスによって引き起こされることが多い。
- 過換気症候群（＝過剰換気症候群、過呼吸症候群）…心因以外に明らかな原因が無く呼吸困難を訴え、浅く速い努力性の呼吸運動を発作的に行い過換気となり、血液中の二酸化炭素濃度が低くなり、多彩な症状を呈する呼吸器心身症。身体的、精神的ストレスがきっかけとなって起こる。
- 胃潰瘍…胃壁組織が欠損して、粘膜下の筋層や漿膜などの組織に及んだもの。精神的、肉体的ストレスの持続や、ピロリ菌の感染など、その発症や経過に心理社会的因子が関与している場合は心身症に分類。

②不安障害…パニック障害、特定の恐怖症、外傷後ストレス障害などの不安に基づく障害。
- 適応障害…ある特定の状況やできごとがストレッサーとなり、情緒面や行動面に様々な症状が引き起こされ、社会生活に支障をきたす疾病。要因になるストレッサーが明確であるため、原因を回避できれば症状が改善するが、慢性化することもある。
- パニック障害…不安障害の一つ。予知できずに起こる重篤な不安発作を主な症状とする障害。反復的に生じ、慢性に経過する。明らかな誘因なしに息切れ、動悸などが突然起こり、病気や死への恐怖など強い不安が生じる。社会的機能障害（引きこもりなど）の一因となりうる。
- PTSD（＝心的外傷後ストレス障害）…生命を脅かすような強いストレッサーにさらされ、心に受けた強く衝撃的な傷（トラウマ）によって起こるストレス障害。トラウマの発生4週間未満→急性ストレス障害、4週回以上持続→PTSDと呼ぶ。（フラッシュバック、不眠、トラウマの原因からの回避行動など）

③気分障害…環状の不安定な状態が一定期間以上続いて、社会生活に支障をきたす疾病。周囲の環境に関わらず唐突に気分が落ち込み、その状態が継続する、あるいは唐突に気分が高揚し自分をコントロールできないなどの症状が見られ、うつ病と双極性障害の二つに大別される。
- うつ病…気分障害の一種。抑うつ気分や不安、焦燥など精神機能の低下、倦怠感や集中力低下などの意欲、行動の低下、食欲低下や不眠などの身体機能の低下などを特徴とする精神疾患。脳や身体の病気、性格、体質、心理的要因、社会的要因、環境的要因などが重なって発症すると考えられている。

【解剖生理学：身体の発生】

●生体の基本構造　　細胞 → 組織 → 器官 → 器官系 → 個体

　細胞…身体を構成する基本単位。　　　　　　　　　　↱P53 参照
　組織…似た構造、性質、機能を持った細胞の集合体。（上皮組織・筋組織・支持組織・神経組織）
　器官…複数の組織が集まり特定の機能を果たすもの、肺、心臓、肝臓、腎臓など。
　器官系…同一目的の機能のために複数の器官が集まり形成されたシステム。呼吸器系など。
　個体…各器官系が集まり、生命力が備わったもの。

細胞の構造

　細胞膜、細胞質、核から成る。成人細胞数は約 60～75 兆個。身体の活動エネルギー、蛋白質、
　　ホルモン、化学物質、化学伝達物質などを作り出す。
　細胞膜…リン脂質の 2 層の膜。細胞の内・外側を仕切る境界で、酸素や二酸化炭素、栄養素、
　　老廃物などが出入。二層の間は塊状のタンパク質が埋まり、その上に突き出した糖鎖が
　　細胞のアンテナ（レセプター・受容体）としての役割を持つ。
　細胞質…核と細胞膜の間にある部分の総称。ゼリー状の液状で、細胞小器官が存在している。
　　物質代謝やエネルギー代謝を行う。
　核…細胞の遺伝情報の伝達や、たん白質合成などの代謝活動を制御する司令部。細胞内で最
　　も大きく、2 枚の膜からなる。核質は DNA からなる染色質や RNA を含む核小体、核液
　　などから構成。(血小板は核がなく、赤血球は分化するにつれ核を無くす)
　核膜・核膜孔…核膜孔を通じて、核質と細胞質の間の物質のやり取りをしている。脂質とた
　　んぱく質から成る二重構造。
　核小体 (仁)…RNA とタンパク質から成る。細胞質のリボソームを作る RNA を合成する。
　染色質…DNA を含む物質。細胞分裂期になると、染色質が屈曲して糸球状の染色体となる。

細胞質と細胞小器官

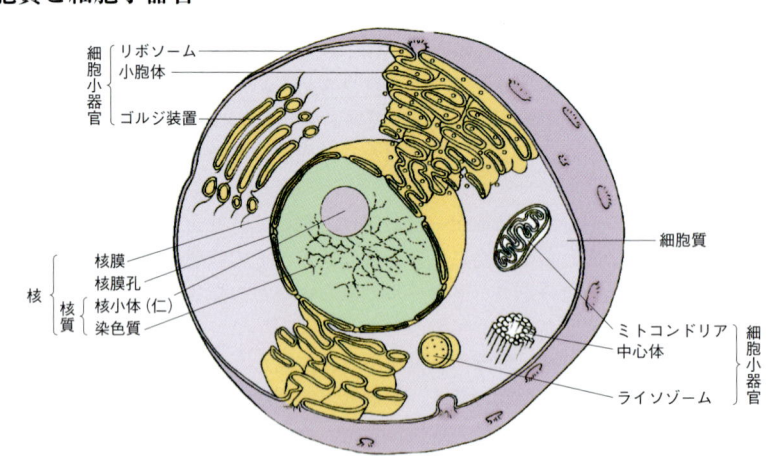

（図：細胞の構造）
細胞小器官：リボソーム、小胞体、ゴルジ装置
核：核膜、核膜孔、核小体 (仁)、染色質
細胞小器官：細胞質、ミトコンドリア、中心体、ライソゾーム

●細胞小器官

　ミトコンドリア（糸粒体：細胞工場の発電機）…生命活動を営む為に、糖や脂肪を利用して、
　　細胞の生存に必要なエネルギー源となる ATP（アデノシン三リン酸）を合成。
　中心体（細胞の運動の中心）…中心体は 2 個あり、核の近くに配置され、細胞分裂（有糸分裂）
　　の際に紡錘糸を形成し、染色体の移動に関与する。
　ライソゾーム（細胞工場の産業廃棄物処理装置）…多くの加水分解酵素を含んでおり、有用な
　　ものは細胞質に吸収される。細胞が外界から取り込んだ異物や、細胞内部で生じた不要

試験ポイントと暗記法

物を、消化分解処理し、細胞外に放出する。多くの加水分解酵素を含んでいる。
<u>ゴルジ装置</u>…小胞体から受け取ったタンパク質や脂質に糖などを付加し、細胞の各領域に分配する働きをする。平らな袋（嚢）が積み重なったような構造。
<u>小胞体（細胞工場の輸送係）</u>…<u>細胞内の物質や液体の輸送を行う</u>。細胞膜や核膜やゴルジ装置とも連絡している。多くのリボソームが結合する粗面小胞体と滑面小胞体の2種がある。
<u>リボソーム（細胞工場大型工作機械）</u>…<u>核</u>から送られる<u>RNA</u>（リボ核酸）に基づいて、必要なたんぱく質を合成する"大型工作機械"。小胞体に付着しているものと、遊離しているものがある

●遺伝子と受精と胚葉の覚え方

DNA（デオキシリボ核酸）…遺伝情報を保有し、二重らせん構造をしており、<u>核内</u>に存在する。4種類の塩基、糖（デオキシリボース）、リン酸からなるヌクレオチドを基本単位とする物質。4つの塩基、<u>アデニン（A）、グアニン（G）、シトシン（C）、チミン（T）</u>がAとT、GとCのペアを横棒にした、はしごのような形をして、ねじれながら二重らせん構造をしている。

　　　　　　　覚え方 → G A C T → ガクト

RNA（リボ核酸）…DNAから作られ、細胞にとって必要な塩基配列をコピー（転写）する役割。DNAの4種類の塩基の中の<u>T（チミン）がU（ウラシル）</u>に変わる。一本鎖の構造で、核やリボソーム、細胞質に存在する。　　覚え方 → T → U (to you)

<u>染色体の数</u>…<u>常染色体22対(44個)</u>+<u>性染色体1対(2個)</u>・<u>男性性染色体XY</u>、<u>女性性染色体XX</u>
<u>受精から着床まで</u>…約28日周期で、成熟卵細胞は卵巣から排卵→子宮の卵管膨大部で精子と出会い受精。受精直後より分割、成長を繰り返し、6日ほどかかって子宮の内膜へ着床する。
<u>受精後から分娩まで</u>…受精後<u>8週間</u>→<u>胚子期</u>、以後分娩までの期間を<u>胎児期</u>という。
<u>胚子期</u>…器官の基本的輪郭や胚子の外形が整う時期で、最も分化の進む期間。三週目より、<u>内胚葉、外胚葉、中胚葉</u>が出来上がる。
<u>胎児期</u>…人体の原型を整えた胎児となる。必要に応じて機能を開始する。

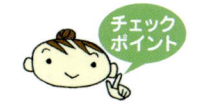

|内胚葉|…皮膚から内側につながる大部分。

　　　　　うち
　覚え方 → 内は、かん・たん・すい・しょう・こきゅう・こうじょう

　かん　たん　すい　しょう　　こきゅう　こうじょう
　肝臓・胆嚢・膵臓・消化管（腺）・呼吸器・甲状腺

|外胚葉|…皮脳同根
　　　　　　　　　　　　　　　─── 肝臓と間違えないように！
　　　　　そと
　覚え方 → 外は、ちゅう・まつ・かん・ずい・ひょう

　ちゅう　まつ　　かん　　ずい　ひょう
　中枢神経・末梢神経・感覚器・副腎髄質・表皮

|中胚葉|…体の中側の大部分（真皮は体の中側）

　　　　　なか
　覚え方 → 中は、じゅん・けつ・きん・りん・せい・じん・ひー・ひー・けつ・こつ

　じゅん　けつ　きん　りん　　せい　　じん　　ひ　　　ひ　　けつ　　こつ
　循環器・血管・筋肉・リンパ管・生殖器・腎臓・副腎皮質・脾臓・結合組織・骨

（※結合組織層…表皮以外の真皮・皮下組織）

【解剖生理学：脳神経系】 神経系の区分一覧

試験ポイントと暗記法

> 大脳半球（右脳・左脳）
> 大脳葉（前頭葉・頭頂葉・側頭葉・後頭葉）

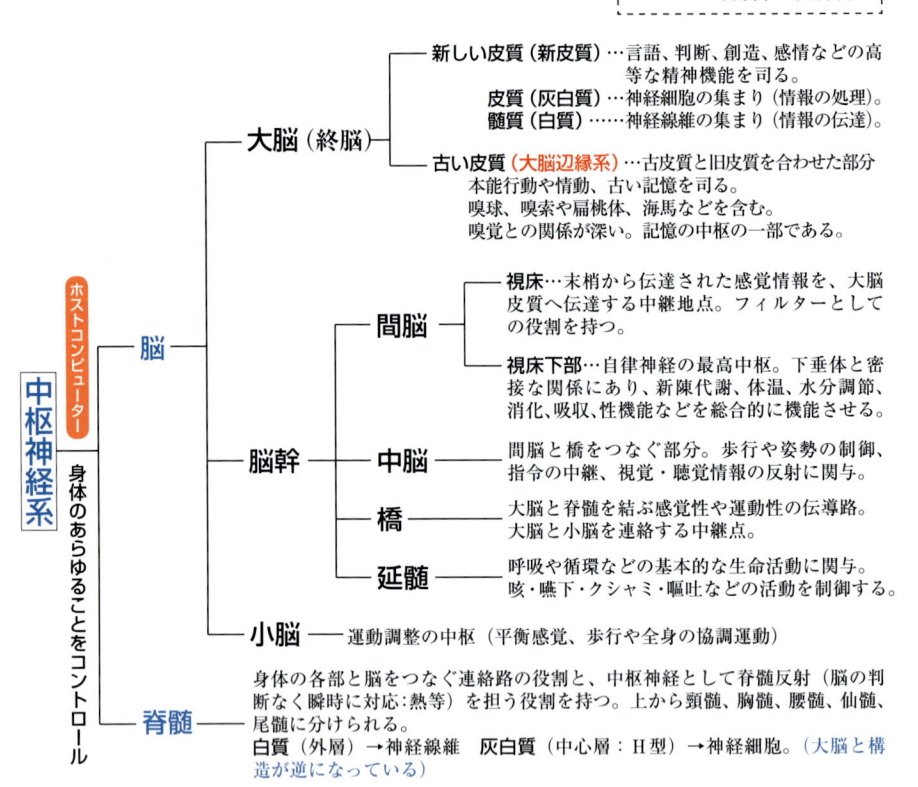

中枢神経系（ホストコンピューター／身体のあらゆることをコントロール）

- **脳**
  - **大脳（終脳）**
    - 新しい皮質（新皮質）…言語、判断、創造、感情などの高等な精神機能を司る。
      - 皮質（灰白質）…神経細胞の集まり（情報の処理）。
      - 髄質（白質）……神経線維の集まり（情報の伝達）。
    - 古い皮質（大脳辺縁系）…古皮質と旧皮質を合わせた部分
      本能行動や情動、古い記憶を司る。
      嗅球、嗅索や扁桃体、海馬などを含む。
      嗅覚との関係が深い。記憶の中枢の一部である。
  - **脳幹**
    - **間脳**
      - 視床…末梢から伝達された感覚情報を、大脳皮質へ伝達する中継地点。フィルターとしての役割を持つ。
      - 視床下部…自律神経の最高中枢。下垂体と密接な関係にあり、新陳代謝、体温、水分調節、消化、吸収、性機能などを総合的に機能させる。
    - **中脳**──間脳と橋をつなぐ部分。歩行や姿勢の制御、指令の中継、視覚・聴覚情報の反射に関与。
    - **橋**──大脳と脊髄を結ぶ感覚性や運動性の伝導路。大脳と小脳を連絡する中継点。
    - **延髄**──呼吸や循環などの基本的な生命活動に関与。咳・嚥下・クシャミ・嘔吐などの活動を制御する。
  - **小脳**──運動調整の中枢（平衡感覚、歩行や全身の協調運動）
- **脊髄**
  身体の各部と脳をつなぐ連絡路の役割と、中枢神経として脊髄反射（脳の判断なく瞬時に対応：熱等）を担う役割を持つ。上から頸髄、胸髄、腰髄、仙髄、尾髄に分けられる。
  白質（外層）→神経線維　灰白質（中心層：H型）→神経細胞。（大脳と構造が逆になっている）

脳神経（12対）の覚え方

	①嗅神経	②視神経	③動眼神経	④滑車神経	⑤三叉神経	⑥外転神経
	嗅いで	視る、	動く	滑車の	三つ	外、
	知	知	運	運	混	運
♪	かいで	みる、	うごく	かっしゃの	みっつ	そと、
	ち〜	ち〜	うん	うん	こん	うん
				副交感	覚え方 → 副は③⑦⑨⑩	

末梢神経系

体性神経（脳神経・脊髄神経）
意志でコントロールできる

構造的分類

- **脳神経（12対）**…嗅神経・視神経・動眼神経・滑車神経・三叉神経・外転神経・顔面神経・内耳神経・舌咽神経・迷走神経・副神経・舌下神経
（覚え方は下の欄を参照）

- **脊髄神経（31対）**…脊髄（中枢神経）の両側に31対ある末梢神経。
前側（腹側）→運動神経線維　後側→知覚神経繊維。
頸神経（8対）、胸神経（12対）、腰神経（5対）
仙骨神経（5対）、尾骨神経（1対）

機能的分類

- **知覚神経（求心性）**…末梢で得た情報を中枢に伝達する求心性の神経。
- **運動神経（遠心性）**…中枢からの指令を末端の骨格筋に伝達する遠心性の神経。
- **混合神経**……………知覚と運動の両方を含む神経。（一部、副交感神経を含む）

自律神経
意志とは無関係に反射的・自動的

ホメオスターシス（恒常性）の維持に重要な役割。消化、吸収、循環、代謝などの無意識的な調節、反射を司る。
交感神経と副交感神経は拮抗的に働く（**拮抗性支配**）。
臓器の多くは二重支配を受けている。血管（末梢血管以外の）、汗腺、立毛筋は交感神経の支配のみ。

（拮抗的に働く）

- **交感神経**　カテコルアミン（ノルアドレナリン・アドレナリン）
  - **解剖学的**：1本の節前線維から、多数の節後線維に接続→広い範囲に同時に作用。
中枢：脊髄の第一胸髄〜第二・三腰髄。血管（特に動脈）と一緒に走り→臓器に分布。
  - **機能的**：闘争、狩猟、突発的な事故など→短い時間に全身の機能活性化。心拍数や血圧上昇、より多くの酸素必要。エネルギーを外の活動へ振り向け、発散（**異化作用**）

- **副交感神経**　アセチルコリン
  - **解剖学的**：神経節は各器官の近くに存在。1つの節前線維は1つの節後線維につながり、1種類の器官に作用。交感神経のように広い範囲に作用することはない。
中枢…脳幹（視床・視床下部・中脳・橋・延髄）と脊髄の下方の仙髄にあり、体性神経の中を走行。
  - **機能的**：栄養を補給、休養して充電する。（**同化作用**）
優位→消化管の蠕動運動は促進、肝臓ではグリコーゲンの合成。

---

⑦顔面神経	⑧内耳神経	⑨舌咽神経	⑩迷走神経	⑪副神経	⑫舌下神経
顔で	**聞**いて、	**舌**で	**迷**う、	**副**	**舌下**
混	知	混	混	運	運
かおで	きいて、	したで	まよう、	ふく	ぜっか
こん	ち〜	こん	こん	うん	うん
副交感		副交感	副交感		

脳の構造

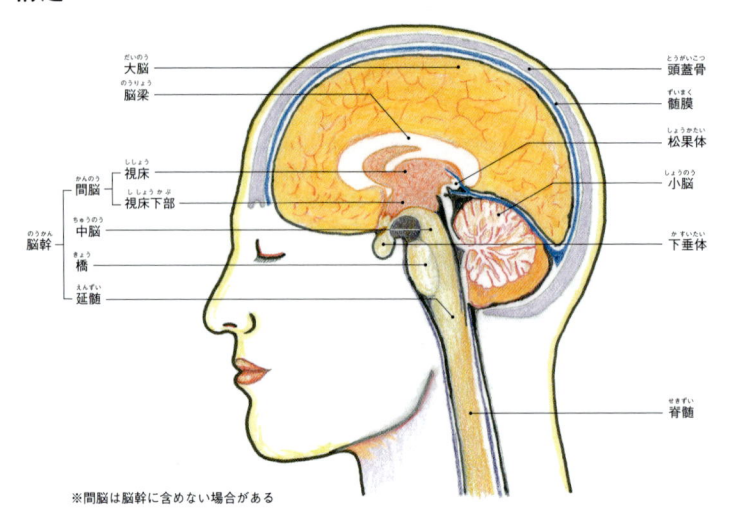

大脳 — 頭蓋骨
脳梁 — 髄膜
— 松果体
視床
視床下部 — 間脳
中脳 — 小脳
橋 — 下垂体
延髄 — 脳幹
— 脊髄

※間脳は脳幹に含めない場合がある

大脳半球の機能局在

	一次野	連合野
頭頂葉	体性感覚野	体性感覚連合野
前頭葉	運動野 運動前野	前頭連合野（ブローカー運動性言語中枢）
側頭葉	聴覚野	聴覚連合野（ウェルニッケ聴覚性言語中枢）
後頭葉	視覚野	視覚連合野（視覚性言語中枢）

額と平行の大脳の断面

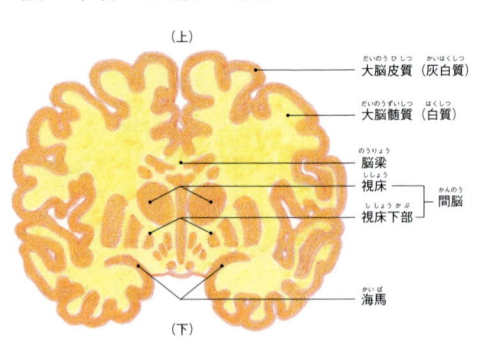

（上）
大脳皮質（灰白質）
大脳髄質（白質）
脳梁
視床
視床下部 — 間脳
海馬
（下）

排尿と排便の仕組み

反応	尿	便
知覚 （尿意・便意）	膀胱内圧上昇 （300〜400mℓの蓄尿）	大蠕動や便の重みで直腸内に便が送られる
反射	膀胱括約筋（不随意筋）が弛緩	内肛門括約筋（不随意筋）が弛緩
排泄	尿道括約筋（随意筋）で排尿を調整	外肛門括約筋（随意筋）で排便を調整

※随意筋……意志によって大脳皮質から運動神経を介して指示が出され働く筋肉のこと。
　　　　　（骨格筋）
※不随意筋…意思とは無関係に、脳幹から自律神経によって調整されて動く筋肉のこと。
　　　　　（平滑筋や心筋）

末梢神経：脳神経の覚え方

覚え方 → 嗅いで視る、動く滑車の三つ外、顔で聞いて、舌で迷う、副 舌下（左の数字でも覚える）。

脳神経	種 類	機 能
①嗅神経	知覚	嗅覚
②視神経	知覚	視覚
③動眼神経	運動・副交感	眼球運動、瞳孔の縮小、水晶体の厚みの調整
④滑車神経	運動	眼球運動
⑤三叉神経 最大	知覚・運動	顔面の皮膚感覚、鼻腔・口腔粘膜の感覚 そしゃく運動（咀嚼筋）
⑥外転神経	運動	眼球運動
⑦顔面神経	知覚・運動・副交感	味覚（舌の2／3）顔面の表情、唾液、涙液の分泌
⑧内耳神経	知覚	聴覚、平衡感覚
⑨舌咽神経	知覚・運動・副交感	味覚（舌の1／3）、動脈圧・化学受容器 嚥下運動・唾液の分泌
⑩迷走神経 広範囲分布	知覚・運動・副交感	咽頭・喉頭粘膜の感覚、胸腹部の内臓感覚、動脈圧・化学受容器、嚥下、発声、胸腹部の内臓機能
⑪副神経	運動	頚部の運動（胸鎖乳突筋・僧帽筋）
⑫舌下神経	運動	舌の運動

自律神経：交感神経と副交感神経の作用

器 官		交感神経の作用		副交感神経の作用	
循環器	心臓	心拍増加 ↑		心拍減少 ↓	
	冠状動脈	拡張		収縮	
	皮膚の血管（末梢血管）	収縮		拡張	
	血圧	上昇 ↑		下降 ↓	
消化器	唾液腺	分泌減少 ↓		分泌増加 ↑	
	消化管運動	抑制		促進	
	消化液の分泌	減少 ↓		増加 ↑	
	肝臓	グリコーゲン分解（血糖値↑）		グリコーゲン合成（血糖値↓）	
	内肛門括約筋	収縮		弛緩	
呼吸器	気管（気道）	拡張		収縮	
泌尿器	膀胱筋層（排尿筋）	蓄尿	弛緩	排尿	収縮
	膀胱括約筋		収縮		弛緩
その他	瞳孔	散大		収縮	
	立毛筋	立毛（鳥肌）		──	
	体温	上昇 ↑		下降 ↓	

神経伝達のメカニズム

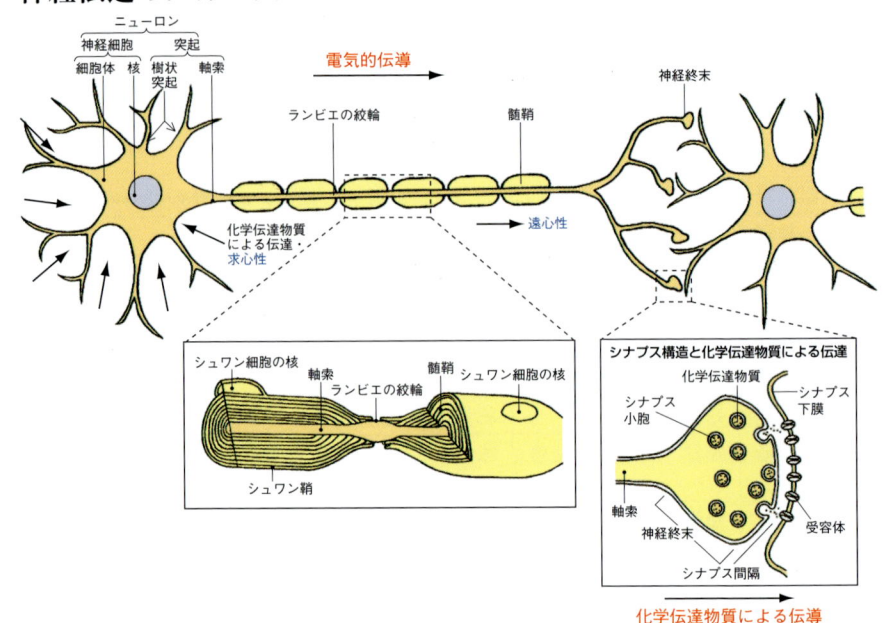

●神経組織の構成
形態的、機能的な最小単位であるニューロン（神経元）と、グリア細胞（神経膠）から構成される。

●ニューロン（神経単位）神経系の最小単位。
細胞体、枝分かれした樹状突起、1本の長い軸索（神経突起）で構成。
　軸索…遠心性で、細胞体からの信号を他のニューロンに伝える。
　樹状突起…求心性に、他のニューロンからの信号を受け取る。
　グリア細胞（神経膠）…ニューロンを支持し代謝、栄養を司っている。
　　刺激を発したり伝導する力はない。
　　末梢神経で髄鞘を形成するシュワン細胞や、中枢神経で髄鞘を形成する希突起膠細胞などがある。

●神経線維
鞘状の髄鞘と呼ばれる被膜に包まれているかどうかによって、有髄神経線維と無髄神経線維に分けられる。
　有髄神経線維…一定間隔で切れ目（ランビエの絞輪）がある→電気抵抗が高く、飛び越えながら伝達は早い。
　無髄神経線維…被膜で包まれていない繊維。→伝達は遅い。

●神経の興奮伝導
　電気的伝導…神経情報が伝わってくると活動電位が発生し、軸索を電気的信号として伝わる。（一方方向）
　化学伝達物質による伝達…電気的伝導によって、信号が神経線維の末端まで伝わると、次のニューロンとニューロンの隙間（継ぎ目＝シナプス）を化学伝達物質により、興奮の伝達が行われる。（一方方向）
　化学伝達物質（神経伝達物質）…アセチルコリン（副交感神経）・ノルアドレナリン（交感神経）、ドーパミン・セロトニン・エンケファリン・γ-アミノ酪酸（GABA）グルタミン酸など。

【解剖生理学：身体の発生（組織）】

上皮組織…身体の内外を覆う、1～数十の細胞層で構成される組織。細胞間脂質が少なく、血管無し。（単層・重層上皮）
筋組織……細長い線維状の筋線維が集まってできた組織。随意筋である骨格筋と、不随意筋である平滑筋、心筋に分類される。骨格筋と心筋には横紋があり、平滑筋にはない。
支持組織…生体の芯を成し支持する働きを持つ組織と、組織や細胞間を埋めてつなぎ合わせる働きを持つ結合組織。（骨組織、軟骨組織、線維性結合組織、コラーゲン結合組織、血液やリンパなど）
神経組織…情報伝達を行うニューロンと、支持細胞であるグリア細胞から成る組織。ニューロンを介して、細胞や組織間の情報伝達を司る。脳や脊髄などの中枢神経と末梢神経は、神経組織から構成される。

【解剖生理学：恒常性（ホメオスターシス）】

ホメオスターシスを維持する3つの調整システム

生体がさまざまな環境の変化に対応して、体液の水分量や塩分量、浸透圧や酸、塩基などのバランス、体温などの内部環境を一定に保つ事を「ホメオスターシス（恒常性）」といいます。ホメオスターシスは、下記のように、神経系、内分泌系、免疫系の3つの調節システムによって支えられています。

・神経系の調整…交通事故に遭いそうになった時など、全身の機能が、事故回避の適応（交感神経の働き全開状態）を行うなど、神経線維という専用の情報伝達経路を持って、一瞬のハプニングや、一日周期程度の比較的短い時間の単位の適応を行っています。
・内分泌系の調整…成長や成熟、月経周期や思春期など、1ヶ月や一生を通じた長い時間の単位の適応を行っています。内分泌系の主役は、ホルモンという生理化学物質で、ホルモンは独自の伝達経路をもっていないので、血液の循環に乗って全身に運ばれ、必要なところ（標的器官）で働きます。
・免疫系の働き…外敵の侵略から内部環境を守る、防衛の役割です。この生体防御に関わる器官を免疫系と呼び、通常、自然免疫系と獲得免疫系に分けられ、両者は関連し合って防御機能を発揮します。また人工免疫（ワクチンなど）も防御機構として重要な役割を果たします。

　神経系、内分泌系、免疫系のシステムに深く関わっているのが視床下部で、視床下部は神経系の中枢であり、免疫系と関係して身体を防衛したり、下垂体（内分泌の中枢）から必要なホルモンを分泌させたり、内分泌のバランスをもっています。神経系、内分泌系、免疫系は、それぞれが独立したシステムのようですが、互いに深く影響しあって、恒常性の維持に働いています。どれか一つでも不調になると他のシステムも大きく影響を受けます。
　例えば、ストレス状態に置かれると、ストレッサーとなる外部の信号を大脳皮質で受取り、それを大脳辺縁系が恐怖や不安として感じます。信号は大脳辺縁系から視床下部へ伝わり自律神経系、内分泌系、免疫系を介し、身体に様々な影響を及ぼし、ホメオスターシスの維持が行われるように働きます。恒常性とは「常に変わらない」ということで、健康の維持とは常に変わらない健康状態を維持する事で、まさに恒常性の維持は健康の維持に繋がると言えます。

【解剖生理学：内分泌系】 各内分泌器官（腺）一覧と覚え方

内分泌器官（腺）			ホルモン名	標的器官
視床下部			促進ホルモン	下垂体
			抑制ホルモン	下垂体
下垂体	前葉		成長ホルモン（GH）	骨　筋組織　一般組織（成長促進、血糖上昇など）
			甲状腺刺激ホルモン（TSH）	甲状腺（サイロキシンの合成・分泌）
			副腎皮質刺激ホルモン（ACTH）	副腎皮質（糖質コルチコイド、副腎アンドロゲンの生成・分泌）
			卵胞刺激ホルモン（FSH）	卵巣（卵胞発育およびエストロゲン分泌促進）
			黄体形成ホルモン（LH）	卵巣（黄体形成およびプロゲステロン分泌促進）
			乳腺刺激ホルモン（プロラクチン）	乳腺（発達促進、乳汁の産生・分泌促進、排卵抑制）
	中葉		インターメジン（MSH）（メラノサイト刺激ホルモン）	皮膚（メラニン産生促進）
	後葉		オキシトシン	子宮（子宮筋の収縮）、乳汁放出（射乳）、FSH抑制、LH促進、黄体維持
			バソプレシン（ADH）抗利尿ホルモン	腎臓（尿細管の再吸収）　血管（血圧上昇）
松果体			メラトニン	中枢神経（体内時計）　性腺、睡眠関与
甲状腺			サイロキシン（チロキシン）	全身（基礎代謝亢進）
			カルシトニン	骨　カルシウム代謝（血中濃度低下）
上皮小体（副甲状腺）			パラトルモン（PTH）	骨　腸管カルシウム代謝（血中濃度上昇）
胸腺			チモシン（サイモシン）	免疫細胞（T細胞の成熟を促す）
副腎	皮質		アルドステロン（電解質コルチコイド）	腎臓（尿細管での尿量の調節）・血圧調整
			コルチゾール（糖質コルチコイド）	肝臓（ブドウ糖合成、血糖値上昇）
			性ホルモン（副腎アンドロゲン）	
	髄質		アドレナリン	全身（交感神経興奮類似作用）血圧や心拍数上昇　血糖値上昇
			ノルアドレナリン	全身（交感神経興奮類似作用）血圧や心拍数上昇
膵臓ランゲルハンス島		A細胞	グルカゴン	肝臓（グリコーゲンを分解し、ブドウ糖生成）　血糖値上昇
		B細胞	インスリン	肝臓（グリコーゲンの合成促進、分解抑制）　血糖値下降
		D細胞	ソマトスタチン	インスリンとグルカゴンの産生、分泌抑制
卵巣			エストロゲン（卵胞ホルモン）	女性生殖器（女性らしさ　子宮内膜増殖）
			プロゲステロン（黄体ホルモン）	子宮（排卵抑制　乳腺の発育）
精巣（男性）			テストステロン	男性性器、筋（女性：副腎皮質や卵巣から分泌）

※甲状腺のカルシトニンと上皮小体のパラトルモンは拮抗

赤色（女性ホルモン関係）　青色（血糖値関係）

【下垂体から分泌されるホルモン】

●下垂体前葉（6種）←「刺激」系に働くホルモン分泌は前葉から。

覚え方→　ぜん　せい、　　こう　ふく、　　らん　にゅう、　　おうたい　せよ
　　　　前葉　成長ホルモン　甲状腺　副腎皮質　卵胞　乳腺分泌　黄体形成

●下垂体中葉（1種）　メラニン細胞刺激ホルモン（インターメジン）

覚え方→　中央インター　（中葉　インターメジン）

●下垂体後葉（2種）　覚え方→　後置き場　（後葉：オキシトシン・バソプレシン）

【血糖値に関与するホルモン】

●血糖値上昇させるホルモン。（4種）

覚え方→　けっとう、せい、とう、グルグルカゴに入れ、アドレナリン全開！
　　　　血糖　　成長　糖質　　グルカゴン　　　　　アドレナリン↑
　　　　　　　（ホルモン）（コルチコイド）

●血糖値下降（インスリン：膵臓／ランゲルハンス島）

覚え方→　けっとう　いん　　げ
　　　　血糖　　　インスリン　下

【血中カルシウム濃度に関与するホルモン】

●①下垂体前葉（甲状腺刺激ホルモン）②上皮小体（パラトルモン）

①下垂体前葉の甲状腺刺激ホルモンが、甲状腺に向けサイロキシンの合成・分泌をうながす。

覚え方→上司（下垂体前葉）が工場（甲状腺）を刺激（甲状腺刺激ホルモン）すると甲状腺は全身に向けて基礎代謝亢進のサイロキシンを分泌する。

覚え方→工場（甲状腺）では、全員（全身）に基礎工事（基礎代謝）を亢進するようにサイン（サイロキシン）を出す。

カルシトニン分泌は、骨組織からのカルシウム放出を抑制し、血中カルシウムを低下させる。

覚え方→身分の軽い人（カルシトニン）は、結局蓄え（血中濃度低下）が少なくなってしまう。

②上皮小体分泌のパラトルモンは、血中のカルシウム濃度を上昇させる。

覚え方→上品な人は（上皮小体）、パラソル（パラトルモン）を差しながら、骨や長官（腸管）からカルシウムをもらい、結局蓄えは増え（血中濃度上昇）ていく。

【甲状腺】（サイロキシン・カルシトニン）

覚え方→交際が軽くない関係。（甲状腺：サイロキシン・カルシトニン・内胚葉）

【松果体】　覚え方→松メラ　（ナツメロ：松果体・メラトニン）

【胸　腺】　覚え方→胸チン！（胸腺・チモシン）

【副腎皮質】

副腎皮質	電解質コルチコイド（アルドステロン）	球状帯	中胚葉
	糖質コルチコイド（コルチゾール）	束状帯	
	性ホルモン（副腎アンドロゲン）	網状帯	

覚え方→　副大臣室には、電動コルセットは有るし、糖質コルセットは、コッチのゾーンだよ。しかし征服されたアゲク、ドロンされたので、中ハイ（中胚葉）を飲んで休息モーします（球状帯・束状帯・網状帯）。

【解剖生理学：免疫系】血球の種類と働き一覧表

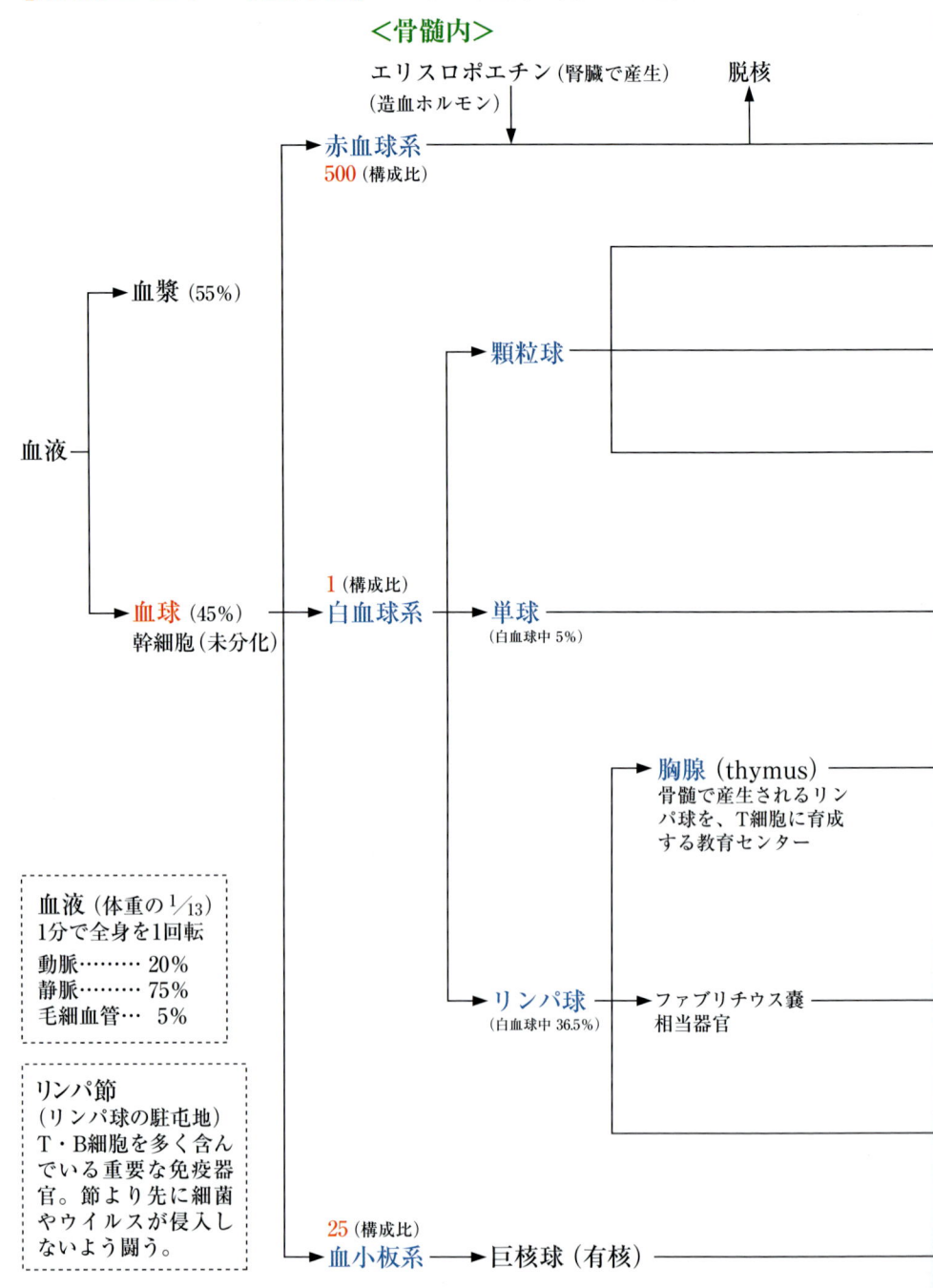

＜骨髄内＞

エリスロポエチン（腎臓で産生） → 脱核
（造血ホルモン）

血液
├─ 血漿（55%）
└─ 血球（45%）
　　幹細胞（未分化）
　　→ 赤血球系 500（構成比）
　　→ 白血球系 1（構成比）
　　　├─ 顆粒球
　　　├─ 単球（白血球中 5%）
　　　└─ リンパ球（白血球中 36.5%）
　　　　　├─ 胸腺（thymus）
　　　　　│　骨髄で産生されるリンパ球を、T細胞に育成する教育センター
　　　　　└─ ファブリチウス嚢相当器官
　　→ 血小板系 25（構成比） → 巨核球（有核）

血液（体重の 1/13）
1分で全身を1回転
動脈……… 20%
静脈……… 75%
毛細血管… 5%

リンパ節
（リンパ球の駐屯地）
T・B細胞を多く含んでいる重要な免疫器官。節より先に細菌やウイルスが侵入しないよう闘う。

＜血管内＞

- **赤血球** … 酸素を細胞に運び、不要な二酸化炭素を運び去る。（寿命約120日）

- **好中球**（白血球中 55%） … 殺菌（貪食）…食作用により異物を捕らえる。細菌やウイルスを摂取、消化→膿
  （第1防衛ライン・無差別攻撃、感染後2時間）

- **好酸球**（白血球中 3%） … アレルギー反応…食作用により抗原抗体複合物を処理。
  寄生虫やアレルギー疾患の場合増加。

- **好塩基球**（白血球中 0.5%） …アレルギー反応…ヒスタミンなどを放出して炎症部位の血管を拡張。
  血液凝固防止作用。血管外 → 肥満細胞（マスト細胞）
  （異物の侵入防ぐ働き）

｝非特異的防御機構

＜血管外＞

- **単球** ──→ **マクロファージ** … 食作用を行なう（第2防衛ライン・無差別攻撃）
  （大食細胞・貪食細胞）T・B細胞への情報伝達（抗原提示）

  自らもモノカイン産生
  二つを併せてサイトカイン（生理活性物質）

- **T細胞** … 免疫反応（細胞性免疫）直接異物の排除。
  感作リンパ球になり … リンホカインを合成→マクロファージの食作用能を増強。
  キラーT細胞 … ウイルス感染・腫瘍細胞などに打撃を与える。
  サプレッサーT細胞 … 抗体を作り過ぎないように抑制（B細胞へ）
  ヘルパーT細胞 … 「抗体」を生産するための指令をB細胞へ。

- **B細胞** … 免疫反応（液性免疫）抗原と特異的に結合し異物を攻撃。（抗原抗体反応）
  抗体産生 → 免疫グロブリン（IgG, IgA, IgM, IgD, IgE）
  オプソニン効果（免疫食作用）→ IgM・IgG

｝特異的防御機構

- **NK細胞** … 抗原の感作の有無に関係なく（抗原認識の受容体を持たない）
  （ナチュラルキラー細胞）異物やウイルス感染細胞、腫瘍細胞などを攻撃。

- **血小板**（無核）… 血液を凝固させる。

免疫
- 免疫とは…「自己」と「非自己」を識別し、非自己を排除しようとする生体防御機構。
- 抗原抗体反応…抗体を作って非自己（抗原）と戦う反応。
- 病原体は人体に危害を与える非自己。
  臓器移植に対しても、いったんそれを非自己と認識すれば排除するように働く。
- がん細胞のように、自己でありながら危害を加える裏切り者や、ウイルスに侵入された自己の細胞もあり、自己と非自己を認識するのは簡単ではない。
- リンパ球のT細胞は、非自己の認識能力、外敵の攻略法を解析するなど、高度な能力を持つ免疫細胞の主役。
- T細胞を育てる胸腺は最大思春期頃まで成長を続け、その後徐々に萎縮 → 高齢期には機能を果たさなくなってくる → 免疫力の低下。

免疫システム
免疫の防衛機構は、2段階で対応。
①無差別に異物の侵入を阻止、排除 ⇒ 非特異的防御機構（一般的防御機構）
②特定の異物（抗原）を処理 ⇒ 特異的防御機構

非特異的防御機構（一般的防御機構）
①皮膚や粘膜による障壁防御…まずは、体外からの異物の侵入を防ぐ。
②異物の侵入 → 炎症反応、血管拡張 → 白血球などが血管外浸潤。
③「好中球」の増加（感染後2時間）→ 炎症部分に直行して直接異物を摂食・消化する。
④「マクロファージ」
- 好中球で手に負えない場合 ⇒ 単球（マクロファージ）が異物を貪食。
  ＊死滅した好中球や異物・細胞の死骸などの膿もマクロファージが処理。
- 「抗原提示」…異物の特徴をT細胞に示す。
  → T細胞は生理活性物質リンホカインを産出、マクロファージを活性化。
  自らモノカインと呼ばれる生理活性物質を産出する。
  ＊サイトカイン…主に免疫細胞が産生する微量生理活性タンパク質の総称。細胞間相互作用に関与し、抗原と感作リンパ球が結合した時に分泌されるインターフェロン、インターロイキンなどがある。一般にリンパ球が産生するものは「リンホカイン」、単球とマクロファージが産生するものは「モノカイン」と言われている。

特異的防御機構（リンパ球を中心とする免疫反応）
異物が体内に侵入し、好中球や単球で処理できない場合に作動する。
「リンパ球（T細胞・B細胞）」
（T細胞）…抗原提示を受け、特徴に合わせた感作リンパ球となり闘う。
- 「キラーT細胞（細胞傷害性T細胞）」…抗原を直接攻撃する⇒これを【細胞性免疫】という。
- 「ヘルパーT細胞」…マクロファージからの抗原提示を解読分析し、その抗原を狙い打ちするための抗体産生指令をB細胞に出す。
- 「サプレッサーT細胞」…抗体を作りすぎないように免疫機能を調節する。

（B細胞）…ヘルパーT細胞の指令に従って特定の抗体を多量に作る。
- 抗体が主役となって異物を排除する免疫の仕組みのことを⇒【液性免疫】という。
- B細胞は、1種類の抗原に対して1種類の抗体だけを作る。
- 抗原の再侵入→特定の抗原に対して感じやすい状態になり抗体をつくる→感作。
  （皮膚に生じる→皮膚感作。皮膚に光が当る→光感作）
- B細胞はこのほかにも、好中球やマクロファージの食作用を助けるために体液成分を生成
  ⇒【免疫食作用（オプソニン効果〔作用〕）】という。

※「造血幹細胞」…各種血球のもとになる細胞で、未分化の状態（血球系細胞に分化可能）で骨髄に存在し、白血球、赤血球、血小板を生み出す。

ナチュラルキラー細胞（NK細胞）

- NK細胞は抗原を認識するための受容体をもっておらず、攻撃指令がなくても抗原を直接破壊し、「非特異的防御機構（一般的防御機構）」を行う食細胞に類似している。
- 細菌やウィルスに感染した細胞やガン細胞などに対して強力な働きをする。

抗体とは

- 病原体に対する抵抗物質で、免疫グロブリンと呼ばれるタンパク質。
- 細菌やウィルスなどの抗原と結合し、その感染力を失わせる作用をもつ。
- 免疫グロブリンIg（immuno globulin）は → G、A、M、D、E の5種類がある。
  覚え方 ⇒ ゲーム（GAME）D

抗体（免疫グロブリン：Ig）の種類と主な作用

抗体	主な作用	主な免疫疾患
IgG	・免疫グロブリンのなかで最も多い。（75％位） ・即効性はない。（感染後3週間位） ・胎盤を通じて胎児に移り、生後の新生児の免疫に働く。（約3ヶ月）	自己免疫疾患（関節リウマチ）
IgA	唾液・初乳に含まれており、乳児の感染予防や粘膜系の防御機能を持つ。（約10〜15％）	
IgM	感染後、最も早く作られる抗体。（約10％）	
IgD	詳しい機能は解明されていないが、B細胞の働きを活性化する。（約1％）	
IgE	アレルギー反応に関与する。 Ⅰ型アレルギーや寄生虫疾患などの疾患時に増加。（約0.001％）	気管支喘息・アレルギー性鼻炎・花粉症 アナフィラキシーショック（ペニシリンショック・ソバアレルギー・じん麻疹等）

主な免疫疾患

①後天的免疫不全症候群/AIDS等

　ヒト免疫不全ウイルス（HIV）に感染することで、ヘルパーT細胞の免疫機能が破壊され、後天的に免疫不全となる疾患。潜伏期間を経て発症に至ると、日和見感染症などが生じ、生命に危険をもたらすと重篤な症状に至る。脳の神経細胞が侵されると、精神障害や記憶障害が生じることもある。

②自己免疫疾患

　免疫系は本来、細菌やウイルスなどの非自己を認識、排除する役割を持つが、自己である自身の細胞や組織にまで過剰に反応し、攻撃してしまう疾患の総称。慢性関節リウマチ、全身エリテマトーデスに代表される膠原病、橋本病などがある。

③アレルギー

　身体に備わる免疫機構が、本来多くの人にとって無害である非自己に対して過剰に反応し、不利益な状態を引き起こすことをいう。即時型アレルギーと遅延型アレルギーとに大別され、即時型アレルギー（液性免疫）は、抗原の刺激を受けてから数分から数時間後に反応が現れるのに対して、遅延型アレルギー（細胞性免疫）は24〜48時間後に反応が現れる。
　即時型アレルギーは、IgE抗体が、粘膜組織や結合組織に存在する肥満細胞（マスト細胞）や好塩基球に結合して抗原を待ち受け、抗原抗体反応（肥満細胞に蓄えられているヒスタミン、ロイコトリエンなどが血中に放出され、周囲の組織に炎症、浮腫みなどを起こす）を起こします。これには気管支喘息、アトピー性皮膚炎、花粉症、アナフィラキシー反応＊などがあげられる。

＊アナフィラキシー…Ⅰ型アレルギーの中で特に反応が激しく、全身性のもの。さまざまな薬剤、蜂や蛇毒、食物、運動、ラテックス（天然ゴム）などによって引き起こされる。急速な血圧低下によるショック状態を呈したものをアナフィラキシーショックという。呼吸困難、意識障害などを伴い生命に危険が及ぶ。

【解剖生理学：嗅覚】

香りの伝達経路

①嗅上皮・嗅粘膜 ← ①におい物質が溶け込む

↓

②嗅毛 ← ②におい物質を受容して、嗅細胞に刺激を与える。

↓

③嗅細胞 ← ③興奮して、嗅神経に電気的信号をおくる。

↓

④嗅神経 ← ④求心性インパルスを大脳辺縁系へ伝える。

← ④〜⑤の間：嗅神経線維が約 20 本の束（嗅糸）になって篩骨を貫ぬく。

↓

⑤嗅球 ← ⑤嗅神経からの電気信号を受け取る脳の一次中枢

↓

⑥嗅索 ← ⑥嗅神経が集まってできる軸索のこと

↓

⑦嗅覚野 ← ⑦においを知覚

嗅覚の構造図

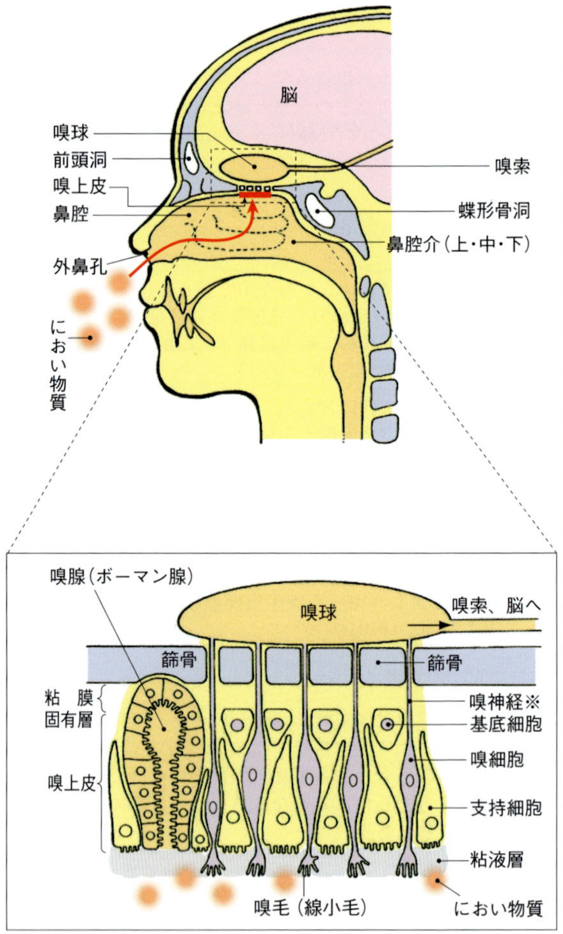
脳
嗅球
前頭洞
嗅上皮
鼻腔
外鼻孔
におい物質
嗅索
蝶形骨洞
鼻腔介（上・中・下）
嗅腺（ボーマン腺）
嗅球
嗅索、脳へ
篩骨
篩骨
粘膜固有層
嗅上皮
嗅神経※
基底細胞
嗅細胞
支持細胞
粘液層
嗅毛（線小毛）
におい物質

※嗅神経線維が約20本の束になって嗅糸となり、篩骨を貫いている

嗅覚の伝達に関する用語

①嗅上皮…鼻腔粘膜の最上部、上鼻道から鼻中隔上部にわたる嗅部の上皮。においの受容器を持つ嗅毛、嗅細胞、基底細胞、支持細胞が含まれる。嗅上皮の表面は嗅腺（ボーマン腺）から分泌された粘液で覆われ、ここににおい成分が付着する。

②嗅毛（嗅小毛）…嗅細胞の先端にある、においの成分を受容する部分。嗅細胞から伸びる嗅毛は、嗅上皮を覆う粘液に付着したにおい成分を受容して、嗅細胞を刺激する。

③嗅細胞…嗅上皮にあるにおいを感じ取る受容器。嗅覚に直接的に関与する。嗅細胞は1本の細い軸索を嗅球に送り、嗅粘膜上皮表面に向かって5～6本の細い嗅毛を粘液中に伸ばしている。

嗅毛からの刺激→興奮→電気信号→嗅神経と伝えられる。

嗅細胞は感覚細胞であるとともに、求心的情報を伝達する知覚性の神経細胞でもあり、脳から発生した神経細胞の中では最も外界に近い部位にある。絶えず新しい細胞と入れ替わり新生する機能を持つが、これは神経系ではまれである。

④嗅神経…12対ある脳神経の第1神経。嗅覚刺激を伝達する知覚神経で、嗅細胞が変換した電気信号（神経インパルス）は求心性に大脳嗅覚野へ伝えられる。

※嗅糸…嗅細胞の基底面から伸びる突起状の嗅神経線維が20本ほど束になったもの。篩骨を貫いて、嗅球に至る。一般に嗅糸を総称して嗅神経という。

※嗅神経線維…嗅細胞の基底面から伸びる神経突起。約20本が束ねられ、嗅糸となって嗅球に続く。

⑤嗅球…大脳辺縁系の一部。大脳の前頭葉の下部から突出している1対の嗅神経の先端の部位。球状を成すことからこのように呼ばれる。においの情報は嗅神経から、嗅球、嗅索へと伝達される。

⑥嗅索…大脳辺縁系の一部。嗅球から大脳へとつながる神経線維束である。嗅覚情報は嗅球から嗅索を通じて嗅覚中枢へと達する。

⑦嗅覚野…嗅覚中枢。大脳皮質にあり、においを知覚する部分。

＜嗅覚の特殊性＞
①嗅覚は順応が早く疲労しやすい。（判別性が悪い）
②嗅覚閾値は、低く敏感で、加齢とともに上昇する。（鈍感になる）
③刺激が直接大脳辺縁系に伝わり、古い記憶や本能行動と結びつきやすい。
④感情的反応、嗜好、健康状態に影響を受けやすく、個人差が著しい。
⑤女性は月経・妊娠などホルモンが関与して、男性より敏感。
⑥嗅覚障害→においがわからなくなる→嗅覚異常。
　悪臭と芳香を反対に感じる→嗅覚錯倒。
　香りがないのに感じる→幻臭。

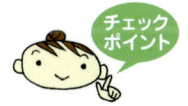

チェックポイント

香りの伝達経路の覚え方

①嗅上皮・嗅粘膜　②嗅毛　③嗅細胞　④嗅神経　⑤嗅球　⑥嗅索　⑦嗅覚野

　じょう・ねん　　もう・さい　　しん・きゅう　　さっ・かく

【解剖生理学：皮膚】

皮膚の構造と働き

　皮膚は身体の表面を覆い、外側から、表皮・真皮・皮下組織の3層構造で人体最大の臓器である。更に、付属器として、汗腺、脂腺、毛、爪がある。
　また、下記の表のようにそれぞれの役割を持っている。感覚受容器、免疫器官、排泄器官としての働きの他、体温調節や汗、皮脂の分泌、呼吸、保湿、保温、栄養貯蔵、外圧からの身体保護などの働きがある。

ターンオーバー（肌周期）

　表皮の新陳代謝のことで、角化によって表皮の細胞が入れ替わること。通常4～6週間。
・表皮を構成する細胞は基底層にある角質産生細胞（ケラチン細胞）でつくられ、外側へと移動する。
・顆粒層→淡明層→約2週間で角質層に、そこで細胞は核を無くし角質に変化する。
・約2週間で角質はさらに外側へと移動し、最後に乾燥し、鱗片（フケやアカ）となって剥がれ落ちる。
　上記ように、最終的に無核となり、均質な層状構造になる過程のことを角化という。

皮膚の構造（64ページのイラスト参照）

	覚え方 →	かく・たん・か・ゆう・き　（神経は表皮にまで）
表皮	角質層	ケラチンが主成分。扁平な角質細胞と角質細胞をつなぐ細胞間脂質によって構成。角質細胞により身体を保護している。外層から乾燥し"あか"として皮膚から剥離。
	淡明層（透明層）	手掌、足底など皮膚の厚い部分のみ存在し圧力から皮膚を保護する。
	顆粒層	細胞核の変性が始まり、細胞は扁平な円盤形となる。角質の前段階物質であるガラス質の成分でできており、紫外線を屈折させる性質がある。
	有棘層	表皮の中で最も厚い層。有棘層は棘のようなもので細胞間がつながり、その間を組織液が流れ栄養を補給している。知覚神経が分布。皮膚免疫細胞（ランゲルハンス細胞）
	基底層	角質産生細胞（ケラチン細胞）と皮膚色素をつくり出すメラニン産生細胞（メラノサイト）からなる。角化細胞は分裂しながら角質層へ。手掌や足底部には神経終末が存在。
	覚え方 →	にゅう・もう　（血管は真皮まで）
真皮	乳頭層	毛細血管に富んだ血管乳頭と知覚神経の終末（マイスネル触覚小体）が入る神経乳頭からなる。
	網状層	コラーゲンからなる膠原線維が90％を占め、これに弾性線維（エラスチン等）が加わり皮膚の強度、弾力、伸縮性を生み出す。ヒアルロン酸が線維の間を満たしている。
皮下組織（皮下脂肪組織）		脂肪細胞と疎水性の結合組織によって構成され、一般に脂肪組織とも呼ばれ衝撃を和らげ、保湿、保温や栄養貯蔵を行なう。部位、年齢、栄養状態によって異なる。

※**ケラチン**…皮膚や爪、毛を構成する硫黄を含むたんぱく質の総称。20種類のアミノ酸が結合してできている。皮膚に強度と防水性を与え、紫外線や摩擦などの外部刺激からの保護する役割を持つ。

※**天然保湿因子（＝ NMF）**…角質細胞内の水分を保持する。尿素、アミノ酸、乳酸塩など。

※**細胞間脂質**…表皮の角質層で角質細胞と角質細胞の間を剥がれにくくし、水分の蒸発を防ぐ役割を持つ脂質。細胞間脂質の一つにセラミドがある。

※**ランゲルハンス細胞**…皮膚における免疫細胞。マクロファージの一種で、食作用や抗原提示など皮膚の免疫機能の一端を担っている。

※**メラニン細胞（メラノサイト）**…メラニンを産生する細胞で、紫外線を吸収し、真皮への侵入を防ぐ。過剰に紫外線を受けると色素沈着を招く。（色素産生細胞、メラニン産生細胞）

※**膠原線維（コラーゲンファイバー）**…コラーゲンを主成分とする太くて丈夫な線維たんぱく質である。ストレスや紫外線、加齢などでコラーゲンが減少→皮膚の保湿性や弾力性が低下。生成維持にはビタミンCが必要。

※**弾性繊維（エラスチンファイバー）**…エラスチンを主成分とする、弾性性のある線維たんぱく質。（膠原線維と網目状の部分を束ね、コイル状に巻き付いて存在）

※**ヒアルロン酸**…ゼリー状の高分子多糖類。高い水分保持力を持つ。表皮では細胞と細胞の隙間、真皮では線維と線維の間を満たす物質の一つ。加齢とともに減少する。

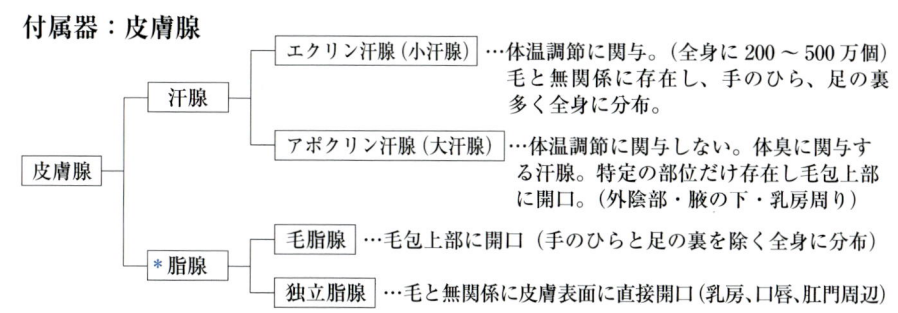

付属器：皮膚腺

```
皮膚腺 ─┬─ 汗腺 ─┬─ エクリン汗腺（小汗腺）…体温調節に関与。（全身に200～500万個）
        │         │                         毛と無関係に存在し、手のひら、足の裏
        │         │                         多く全身に分布。
        │         └─ アポクリン汗腺（大汗腺）…体温調節に関与しない。体臭に関与す
        │                                     る汗腺。特定の部位だけ存在し毛包上部
        │                                     に開口。（外陰部・腋の下・乳房周り）
        └─ ＊脂腺 ─┬─ 毛脂腺 …毛包上部に開口（手のひらと足の裏を除く全身に分布）
                   └─ 独立脂腺 …毛と無関係に皮膚表面に直接開口（乳房、口唇、肛門周辺）
```

＊脂腺（＝皮脂腺）…脂腺は外分泌腺であり、一般に男性ホルモンは脂腺を肥大させ、皮脂分泌を促進、女性ホルモンは脂腺を縮小させ、皮脂分泌を抑制する。皮脂は脂肪、コレステロール、タンパク質、電解質などから成り、汗や角質層の分解物と混ざり合って皮脂膜を形成する。

※**立毛筋**…真皮の表層から起こり、毛包に沿って存在する平滑筋。交感神経の支配を受けている筋肉。寒い時やストレス下において、収縮すると鳥肌が立つ。体温を逃さないようにするため。

皮脂膜の特徴と働き

- 皮脂膜は、皮膚や毛の乾燥を防いで肌に潤いを持たせ、外界からの刺激から皮膚を保護している。
- 老化 → 汗や皮脂の分泌が衰える → 肌は乾燥してカサつき、かゆみなどを起こす。
- 汗と皮脂が混じり合い pH5.2～5.8 の弱酸性 → 細菌や真菌の侵入、発育を抑え殺菌作用に働く。
- 汗が多く出すぎる→バランスが崩れてアルカリ性に傾く→殺菌力低下→化膿しやすい。

メラニンと紫外線とビタミンC

過度に紫外線を受けるとメラニン沈着の増加を招く → ビタミンCはメラニンの生成を抑え、メラニンを還元し色を薄くし、コラーゲンの修復維持に役立つ。

皮膚とビタミンE

皮膚は、老化とともにリポフスチン（黄色の色素）が蓄積 → シミや老斑 → ビタミンEはメラニンの増加を間接的に抑え、ビタミンCと共同して色素沈着（シミ・ソバカス）を防ぐ効果がある。

表皮の構造

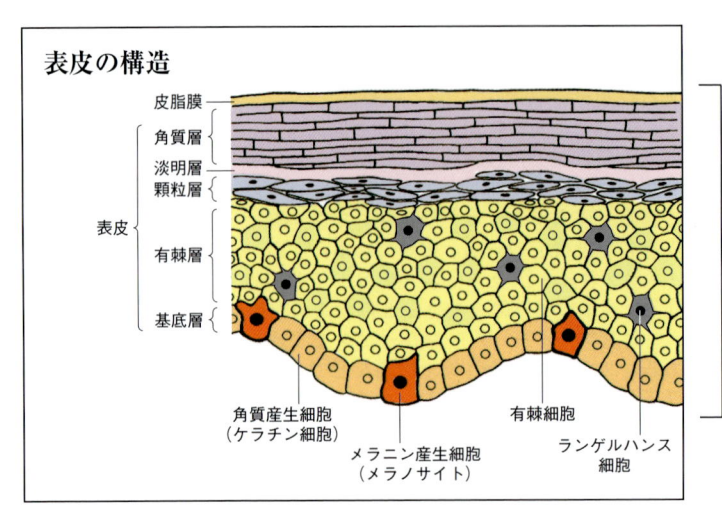

- 皮脂膜
- 表皮
  - 角質層
  - 淡明層
  - 顆粒層
  - 有棘層
  - 基底層
- 角質産生細胞（ケラチン細胞）
- メラニン産生細胞（メラノサイト）
- 有棘細胞
- ランゲルハンス細胞

皮膚の構造

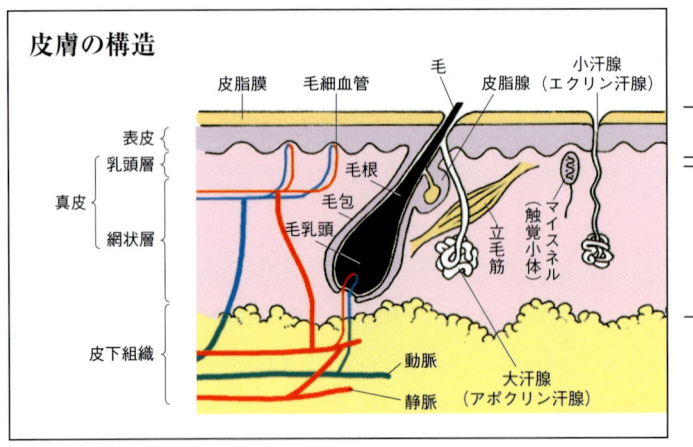

- 皮脂膜
- 毛細血管
- 毛
- 皮脂腺
- 小汗腺（エクリン汗腺）
- 表皮
- 真皮
  - 乳頭層
  - 網状層
- 毛根
- 毛包
- 毛乳頭
- 立毛筋
- マイスネル（触覚小体）
- 皮下組織
- 動脈
- 静脈
- 大汗腺（アポクリン汗腺）

真皮の構造

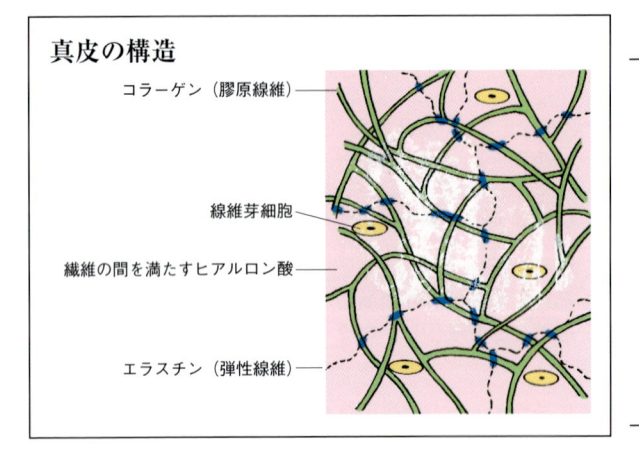

- コラーゲン（膠原線維）
- 線維芽細胞
- 繊維の間を満たすヒアルロン酸
- エラスチン（弾性線維）

試験ポイントと暗記法

アロマテラピーの歴史年表

チェックポイント　赤字→重要必修史実　青字→アロマ必修史実　黒字→参考史実

		欧米	西・中央・南アジア（エジプト・アラビア・インド）	東アジア（日本・中国）
古代	紀元前3000	・都市国家アテネ誕生（1500頃） ・『旧約聖書』出エジプト（1230頃）	・古代エジプト文明（薫香／浸剤） ・賛歌集『リグ・ヴェーダ』（1500～1000頃）	
古代	紀元前1000	・ローマ建国（753） ・ヒポクラテス（460頃～375頃）（医学の父）…医師『ヒポクラテス全集』弟子が編纂 ・テオフラストス（373頃～287頃）（植物学の祖）…哲学者『植物誌』アリストテレスの弟子	・ソロモン王とシバの女王の逸話（旧約聖書の逸話→黄金・宝石・乳香・白檀） ・アレキサンダー大王（356～323）マケドニア王国 ・ヘレニズム文化誕生 ・東西ハーブ交流 ・クレオパトラ（69～30）	・『皇帝内経』（2～1世紀）漢の時代
古代	紀元1	・プリニウス（23～79）『博物誌』…博物学者 ・皇帝ネロ（37～68） ・ヴェスヴィオス火山（イタリア）の大爆発（79） ・ディオスコリデス（40～90）・医師・ネロ時代軍医『マテリア・メディカ（薬物誌）』『ウィーン写本』512年ビザンツ皇女に献上 ・ガレノス（129頃～199）『ガレノス全集』…医師→動物の解剖を行ったコールドクリーム（油性成分と水を混ぜる） ・カラカラの湯完成（公共の浴場）（216） ・キリスト教、公認宗教に（300） ・東西ローマ帝国分裂（395） ・西ローマ帝国滅亡（476）	・『新約聖書』の逸話　キリスト誕生東方の三賢人が黄金・没薬・乳香を捧げる。	・『神農本草経』（2～3世紀に編纂） ↓ ・『神農本草経集注』陶弘景が再編纂（5世紀末）
中世	500	・東ローマ帝国、建国（527） ・西ローマ帝国復興（800） ・サレルノ医科大学（10世紀）	・マホメット、アラビアの諸種族を統一（アジア、6世紀初） ・ササン朝ペルシャ最盛期 ・最古の薬局誕生（バグダッド、8世紀半ば） ・精油蒸留法と錬金術 ・イブン・シーナー（980～1037）…哲学者・医学者精油の蒸留法を確立『医学典範（カノン）』	・香木（沈水）淡路島に漂着（595） ・遣隋使（600～）／遣唐使（630～） ・鑑真和尚、来日（753）香のより広い使い方を伝授 ・蘭奢侍・沈香・麝香・青木香・丁子・薫陸・えび香などを正倉院に献じる（756）
中世	1000	・十字軍の遠征（1095～1291）東西のハーブ・スパイス・アラビアの医学・蒸留法をヨーロッパへ ・医師の国家免許（シチリア王）（1140） ・マルコ・ポーロ、東方へ（1271）『東方見聞録』 ・「ハンガリー王妃の水」（14世紀）エリザベートⅠ世「若返りの水」として評判 ・大航海時代（1380～1600）香辛料（スパイス）や金・銀を求めて航海 ・ルネサンスの始まり（1401） ・コロンブス、アメリカ大陸発見（1492）		・南北朝の統合（1392） ・三條西実隆（1455～1537）により「香道」成立
近世	(1500)	・イギリス、東インド会社設立（1600） ・ハーバリストたちの活躍 　ウィリアム・ターナー『新植物誌』 　ジョン・ジェラード（1545～1612）『本草または一般の植物誌』1597年　ハーバリスト 　ジョン・パーキンソン（1567～1650）『広範囲の本草学書』ハーバリスト 　ニコラス・カルペパー（1616～1654）『the English Physicians』ハーバリスト ・ヨーロッパの香料産業始まる（16～17世紀） ・「オーアドミラブル」（17世紀）フェミニス・理髪師「ケルンの水」／オーデコロン語源（1742年） ・リンネ（1707～1778）「自然の体系」 ・アメリカ独立宣言（1776） ・フランス革命（1789）		・種子島に鉄砲伝来（1543） ・関ケ原の戦い（1600） ・江戸幕府（1603）
近代	(1800)	・近代的な化学工業の始まり（19世紀） ・ルネ・モーリス・ガットフォセ（1881～1950）化学者1931年頃「アロマテラピー」造語　1937年『aromathérapie』 ・マルグリット・モーリー（1895～1968）1961年『最も大切なもの～若さ』1962年「シデスコ賞」 ・第一次世界大戦（1914） ・アロマテラピーの学術的研究（20世紀） 　ジョヴァンニ・ガッティ（医師・1920年代）、レナート・カヨラ（医師・1920年代） 　パオロ・ロベスティ（1970年代）ミラノ植物誘導体研究所長 　ジャン・バルネ（1920～1995）医師・軍医『アロマテラピー』（邦訳ジャン・バルネ博士の植物＝芳香療法） ・第二次世界大戦（1939） ・アロマテラピーの多彩な展開（1960～1980年代） 　シャーリー・ブフィス 　ロバート・ティスランド・・・アロマセラピスト1977年『芳香療法・理論と実際』 ・東西ドイツ統一（1990）		・杉田玄白『解体新書』（1774） ・オランダ医学、日本へ（19世紀）ハッカ油、ウイキョウ油、ローズ油、ラベンダー油、レモン油の使用 ・鳥居鎮夫「随伴性陰性変動」の研究発表（1986） ・日本アロマテラピー協会設立（1996） ・(社)日本アロマ環境協会設立（2005）

（注）『　』内は本のタイトル　　　●裏面のチェックポイントをご覧ください

チェックポイント

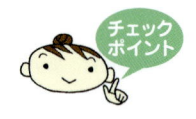

①年表は全体のビジョンで覚える。（古代・中世・近世・近代）

> 10世紀「精油の蒸留法を確立」したイブン・シーナ

（別名：アビセンナ・アビケンナ・アウイケンナ）、を中心に、上下左右の国別・年代別にどの位置にあるのか、全体のビジョンとして記憶。

②「人物名」「国」「著書名」「職業」「特徴」をセットにして記憶。

マルグリット・モーリーは研究した場所と活躍場と影響を与えた場所が複雑なので注意。

> マルグリット・モーリー（1895～1968）生化学者

1950～1960年代にかけて活躍したオーストリア出身の生化学者。
インド、中国、チベットの伝統的な医学や哲学を研究、精油を植物油に希釈してマッサージするという方法を示した。
1961年原題 "Le Capital-Jeunesse"（邦題：『最も大切なもの…若さ』）が発刊され、英訳もされた。
さらに1989年には英語版 "Margurite Moary's Guide to Aromatherapy : The secret of Life and Youth（生命と若さの秘密）" として復刊されている。
1962年に美容の国際的な賞である「シデスコ賞」を受賞。
その後のイギリスで発展をみせるホリスティックアロマテラピーの基礎を築いた。

③古代はよく出題されるので、確実に覚えてください。

紀元前		紀元後		
ヒポクラテス →	テオフラストス →	← プリニウス	← ディオスコリデス	← ガレノス
（BC460頃～375頃）	（BC373頃～287頃）	（AD23～79）	（AD40～90）	（AD129頃～199）
医師	『植物誌』	『博物誌』	『マテリア・メディカ（薬物誌）』	『ガレノス全集』
	哲学者	博物学者	医師・ネロ時代軍医	医師

> 語呂合わせで覚える

前（紀元前）はヒポ（ヒップ）ダンスで手を振りながら踊る。
後ろ（紀元後）のプリンスはディスコ（ディオスコリデス）へカレと行く。

④特に出題傾向が高い下記の人物や逸話については、『アロマテラピー検定テキスト2級』を参照。

「ソロモン王とシバの女王」、「新約聖書：東方の三賢人」、「ハンガリー王妃の水」、「ケルンの水」
ルネ・モーリス・ガットフォセ、マルグリット・モーリー、ジャン・バルネ、イブン・シーナ

Part 2

改正後の出口調査分析による
選択模擬テスト
70問・80分／①〜⑧

カモミール・ジャーマン

改正後の出口調査分析による

選択模擬テスト ①

70問・80分　　　　　　　　　　　　　　解答は84ページ

歴史

1〜3 次の文章の空欄（　）に入る語句を下記A〜Lから選びなさい

1.（　　　　　）　2.（　　　　　）　3.（　　　　　）

　西洋の医学者（　1　）は、「医学の父」とも呼ばれ、現代にも通じる西洋医学の基礎を築きました。その考えは没後、紀元前3世紀に編纂された（　1　）全集によりうかがえ知ることができます。また、西洋のディオスコリデスの（　2　）と並んで有名な東洋の薬草学書と言えば、（　3　）です。

A「広範囲の本草学書」、B ガレノス、C ヒポクラテス、D「植物誌」、
E「マテリア・メディカ」、F「博物誌」、G「ウィーン写本」、
H アロマテラピー、I「神農本草経」、J テオフラストス、
K アリストテレス、L カノン

4〜6 空欄（　）に入る語句を下記A〜Lから選びなさい

4.（　　　　　）　5.（　　　　　）　6.（　　　　　）

　アラビアの哲学者（　4　）は、医学者としての名声も高く、蒸留法により（　5　）を製造し、医学に応用しました。1020年頃ローマ・ギリシャ・アラビア医学を集大成した医学書（　6　）を著し、17世紀頃まで西洋の医科大学の教科書に使われたほどの古典です。

A ガット・フォセ、B「医学典範（カノン）」、C ガレノス、
D アルコール、E プリニウス、F「サレルノ養生訓」、
G オーデコロン、H「植物誌」、I イブン・シーナ、J 芳香蒸留水、
K「博物誌」、L 浸剤

精油学総論

7〜9 揮発性有機溶剤抽出法について、空欄（　　）に入る語句を下記A〜Lから選びなさい

7.（　　　　）　8.（　　　　　）　9.（　　　　　）

　揮発性の有機溶剤を用いて、常温で溶剤に芳香成分を溶かし出します。花をはじめ、植物の中には天然の（　7　）成分などが芳香成分と一緒に溶け出てきます。これをコンクリートと言います。次に（　8　）を使用して芳香成分をとり出し、（　7　）成分などを分離したあと、さらに（　8　）を除いて最終的に得られたものを（　9　）と呼びます。

> A ヘキサン、B 有機化合物、C 芳香物質、D ワックス、
> E コンクリート、F エタノール、G ポマード、H エキストラクト、
> I アブソリュート、J ベンゼン、K 色素、L 無機化合物質

10 光毒性に関係するものを選べ

A　脱テルペン
B　ベルガプテン
C　皮膚刺激と同じ反応
D　免疫機構に基づく反応

11 学名について正しいものを選べ

A　リンネがすべて命名した
B　2名法である
C　学名をみれば科が分かる
D　植物についてだけ表している

12 精油を保管するのに適切なものを選べ

A　高温で乾燥した場所
B　日光が入る明るい窓際
C　褐色のプラスチック容器
D　あまり温度変化のない場所

13 精油の心身への作用の組み合わせで正しいものを選べ

A　免疫賦活作用 = 免疫の働きを強める
B　鎮痙作用 = 各種の痛みを和らげる
C　収斂作用 = エモリエント作用と同じ
D　鎮痛作用 = 神経を鎮静させリラックスさせる

14 精油ついて正しいものを選べ

A　精油の比重は 1.0 以上
B　油脂より揮発が遅い
C　水溶性である
D　芳香物質は数十から数百種を超える

15 水蒸気蒸留法で正しいものを選べ

A　全ての芳香成分が抽出できる
B　抽出液は比重の違いで二層に分かれる
C　精油本来の沸点より高い温度で留出
D　天然ワックスが抽出できる

16 組み合わせで正しいものを選べ

A　炭化水素 = リモネン
B　シトロネロール = フェノール
C　シトラール = アルコール
D　ダマスコン = ラクトン

17 官能基　−OHを選べ

A　リナロール
B　セスキテルペン
C　シトラール
D　シトロネラール

18 カンファーは何に分類されるか選べ

A　アルデヒド類
B　アルコール
C　ケトン類
D　ラクトン類

精油学各論

19〜21 空欄（　　）に入る語句を下記A〜Lから選びなさい

19.（　　　　）　20.（　　　　）　21.（　　　　）

ヒノキ科の樹木から（　19　）によって抽出される精油には、（　20　）とジュニパーベリーがある。このうち（　20　）の抽出部位は（　21　）である。

A 水蒸気蒸留法、B 揮発性有機溶剤抽出法、C サイプレス、
D フランキンセンス、E ミルラ、F ティートリー、G マセレーション、
H 心材、I 葉、J 果実、K 葉と果実、L 圧搾法

22 カモミール・ジャーマンについて正しいものを選べ

A 無色透明
B 学名は Anthemis nobilis である
C カマズレンを含む
D エステル類が多い

23 抽出部位が同じものを選べ

A サイプレスとジュニパーベリー
B メリッサとラベンダー
C レモングラスとベチバー
D クラリーセージとラベンダー

24 ベルガモットとメリッサに共通の成分を選べ

A 酢酸リナリル
B リモネン
C リナロール
D シトラール

基材論

25 スクワランについて正しいものを選べ

A　常温で固体
B　水素添加
C　油脂である
D　酸化しやすい

26 月見草油の主要成分を選べ

A　オレイン酸
B　パルミトレイン酸
C　ステアリン酸
D　リノール酸

27 正しいものを選べ

A　消毒用エタノールは99％がアルコール
B　精油には引火性がある
C　みつろうはアルコールに溶解する
D　みつろうの融点は30〜40℃である。

28 脂肪酸の2重結合で正しいものを選べ

A　オレイン酸は3価
B　パルミトレン酸は3価
C　リノール酸は2価
D　パルミチン酸は1価

解剖生理学

29 DNAについて正しいものを選べ

A　リボ核酸である
B　遺伝情報を持つ
C　一重のらせん構造である
D　核の外に存在する

30 大脳について正しいものを選べ

A 大脳髄質は灰白質である
B 大脳皮質は神経細胞が集まりである
C 大脳は嗅脳ともいわれる
D 右脳と左脳は連絡がない

31 交感神経優位の時の症状で正しいものを選べ

A 食道は収縮する
B 消化液の分泌が少ない
C 冠状動脈が収縮する
D 膀胱は収縮する

32 小脳の働きで正しいものを選べ

A 咳、嚥下、くしゃみなどを司る
B 自律神経の中枢
C 視覚や聴覚の反射に関与
D 平衡感覚の調整

33〜35 内分泌について、空欄（　）に入る語句を下記A〜Lから選びなさい

33.（　　　）　34.（　　　）　35.（　　　）

膵臓の（　33　）から分泌されるホルモンには、（　34　）や（　35　）などがあるが、このうち（　34　）には血糖値を下げる働きがあり、（　35　）は血糖値を上げる働きをする。これらのホルモン等のバランスによって血糖値は一定に保たれています。

A ノルアドレナリン、B ランゲルハンス細胞、C アドレナリン、
D 膵管、E 副膵管、F リパーゼ、G 糖質コルチコイド、
H ランゲルハンス島、I アミラーゼ、J インスリン、K 膵液、
L グルカゴン

36 組み合わせで正しいものを選べ

A　プロラクチン ＝ 下垂体前葉
B　アドレナリン ＝ 甲状腺
C　メラトニン ＝ 副腎髄質
D　インターメジン ＝ 下垂体後葉

37〜39　アレルギーについて、空欄（　　）に入る語句を下記A〜Lから選びなさい

37.（　　　　）　38.（　　　　）　39.（　　　　）

　身体を防御するための免疫反応が、本来、無害である抗原に対して過剰に反応し、身体に異常を起こすことをアレルギーといいます。アレルギーには（　37　）抗体が関与しており、花粉症やアトピー性皮膚炎、気管支喘息の他、重篤なアレルギー状態を引き起こす（　38　）などがあります。また、本来自己であるはずの自身の細胞や組織にまで過剰に反応し攻撃してしまう疾患の総称のことを自己免疫疾患といい、（　39　）や全身エリテマトーデスに代表される膠原病や橋本病などがあります。

A　エイズ、B　慢性関節リウマチ、C　IgE、D　IgM、E　IgD、F　鼻炎、
G　接触皮膚炎、H　インフルエンザ、I　過敏性腸症候群、J　IgG、
K　胃潰瘍、L　アナフィラキシーショック

40　B細胞に抗体をつくらせるのはどれか選べ

A　キラーT細胞
B　サプレッサーT細胞
C　ヘルパーT細胞
D　顆粒球

41〜42 嗅覚図の（　）の名称を下記A〜Lから選べ

41.（　　　　　）42.（　　　　　）

（　41　）
（　42　）

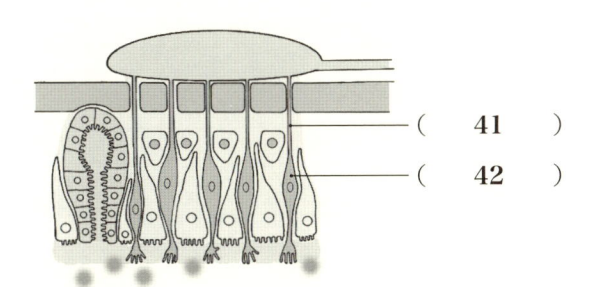

A 嗅毛、B 支持細胞、C 第5脳神経、D 嗅神経、E 嗅索、F 篩骨、
G 嗅覚野、H ボーマン腺、I 嗅細胞、J 嗅球、K 嗅腺、L 鼻中隔

43 嗅覚の特殊性で正しいものを選べ

A 男女で差がない
B 順応が遅い
C 疲労しやすい
D 加齢位と共に閾値は下がる

44 嗅覚の伝達経路で正しいものを選べ

A 嗅粘膜 → 嗅細胞 → 嗅球 → 嗅索 → 嗅覚野
B 嗅上皮 → 嗅神経 → 嗅細胞 → 嗅球 → 嗅索
C 嗅毛 → 嗅細胞 → 嗅索 → 嗅球 → 嗅覚野
D 嗅毛 → 嗅細胞 → 嗅索 → 嗅覚野 → 嗅球

45〜46 皮膚図の（　）の名称を下記A〜Lから選べ

45.（　　　　　）　46.（　　　　　）

（　45　）
（　46　）

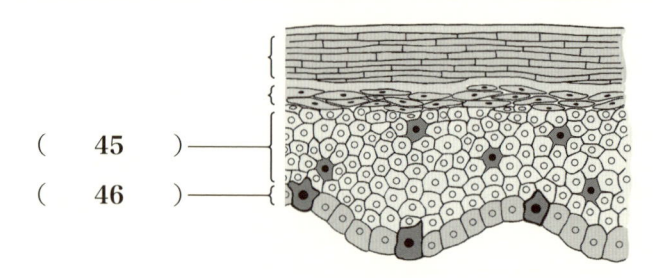

A 角質層、B 基底層、C 乳頭層、D 網状層、E 顆粒層、F 淡明層、
G 有棘層、H 皮下組織、I 皮脂膜、J 表皮、K 汗腺、L 真皮

47 真皮について正しいものを選べ

A 毛細血管がある
B ケラチンが主成分
C 弾性繊維が90％を占める
D 脂肪組織の割合が多い

48 皮膚について正しいものを選べ

A 脂腺は手のひら、足裏の特定の部位にある
B 表皮が体温調節をしている
C 皮脂膜は弱酸性である
D 外から表皮、皮下組織、真皮の順である

49 正しいものを選べ

A エクリン腺は体温調整に関係ない
B 角質層には天然保湿因子がある
C 独立脂腺は毛根に開口
D 表皮の中で顆粒層が最も厚い

健康学

50 水溶性ビタミンを選べ

A　ビタミンA
B　ビタミンE
C　ビタミンD
D　ナイアシン

51 運動について間違っているものを選べ

A　乳酸がより多くなるのは無酸素より有酸素運動
B　一万歩のウォーキングは約300kcal消費する
C　アネロビクスは酸素の供給が間に合っていない
D　エアロビクスは生活習慣病予防に適している

52 睡眠ついて正しいものを選べ

A　レム睡眠とノンレム睡眠の1セットは120分
B　レム睡眠中は眼球は動かない
C　ノンレム睡眠中に骨格の筋肉が消失
D　レム睡眠とノンレム睡眠の1セットは90分

53〜55 肥満について、空欄（　　）に入る語句を下記A〜Lから選びなさい

53.（　　　　　）　54.（　　　　　）　55.（　　　　　）

肥満の判定をする指標として（　53　）があり、その数値が25以上のものが肥満とされています。肥満のタイプとしては、リンゴ型と洋ナシ型があり、このうち（　54　）リンゴ型の方が（　55　）や生活習慣病を引き起こす危険性が高くなります。

> A HDL値、B 内臓の周りに脂肪が付く、C 下腹部や腰周りに脂肪が付く、D リウマチ、E 成人病、F うつ病、G LDL、H PTSD、I 皮下脂肪型肥満、J BMI、K メタボリック症候群、L 体脂肪

56〜58 女性の健康について、空欄（　）入る語句を下記Ａ〜Ｌから選びなさい

56. (　　　　)　57. (　　　　)　58. (　　　　)

生体内の生理状態を調節する内分泌の中枢は脳の間脳にある（　56　）ですが、ここから分泌される（　57　）によって排卵等の（　58　）の調節を行っています。

> Ａ 視床下部、Ｂ 下垂体、Ｃ 松果体、Ｄ 性腺刺激ホルモン、
> Ｅ フィードバック機構、Ｆ グリカゴン、Ｇ エストロゲン、Ｈ 血糖値、
> Ｉ 妊娠、Ｊ 性周期、Ｋ プロゲステロン、Ｌ 黄体

タッチング論

59 タッチングで正しくないものを選べ

A　医療行為として行う
B　説明して同意を得る
C　プライバシーの遵守
D　クライアントの意思の尊重

ボランティア論

60 ボランティアについて誤ったものを選びなさい

A　有志を意味する言葉が語源である
B　自由で多彩な活動ができる
C　民間団体のボランティア活動は行政の活動と補完的な役割を担っている
D　施しの意識で行うものである

メンタルヘルス

61 ストレスについて正しいものを選びなさい

- A 抵抗期はショック期と反ショック期に分かれる
- B ストレスの抵抗期は副腎皮質が肥大している
- C ショック期に体温降下、血圧降下などが見られる
- D 疲はい期で順応し回復が始まる

62 不安障害で無いものを選べ

- A PTSD
- B パニック障害
- C 適応障害
- D 胃潰瘍

ホスピタリティとコミュニケーション

63 ホスピタリティの語源について正しいものを選べ

- A ラテン語の「客人の保護」あるいは「旅の途中の客人の保護」の「hospics」である
- B ラテン語の「もてなす」あるいは「旅の途中の客人の保護」の「hospics」である
- C ギリシャ語の「客人の保護」あるいは「旅の途中の客人の保護」の「hospics」である
- D ギリシャ語の「もてなす」あるいは「旅の途中の客人の保護」の「hospics」である

64 外的コミュニケーションでないものを選べ

- A 自分と他者との間のコミュニケーション
- B 非言語的なコミュニケーション
- C 自分自身に気づく
- D 理解し合うために対話を重ねる

アロマテラピー利用法

65 50mℓのホホバ油にローズマリー、ユーカリ、ジュニパーベリーを1:3:1の割合で配合し、1％の濃度になるように精油を加えたい。この場合、ローズマリーは何滴必要か。（1滴を0.05mℓとする）

- A　2滴
- B　6滴
- C　4滴
- D　3滴

66 精油を呑み込んでしまった時の対処法で間違っているものを選べ

- A　吐かせる
- B　すぐに医者に行く
- C　大量の水で口をゆすぐ
- D　呑み込んだ精油の瓶を持って医者に行った

67 クラフトを作る際で間違っているものを選べ

- A　遮光瓶に詰めた
- B　みつろうクリームと化粧水では化粧水の方が日持ちする
- C　自己責任で使う
- D　友人に注意事項を説明して作り方を教えた

アロマテラピー教育

68 インストラクターの心得で正しいものを選べ

- A　香りのリラクゼーション効果を説明して精油を販売した
- B　呼吸疾患への効果を説明し精油を販売した
- C　ラベンダーは不眠症に良いと説明して販売した
- D　風邪薬を作って販売した

69 インストラクターの心得として正しいものを選べ

- A アロマテラピーについて説明し、健康相談を行う
- B 生徒の診断を行う
- C 精油の効果効能を伝えて販売する
- D 精油を使った手作りハンドクリームを販売した

70 インストラクターについて正しいものを選べ

- A ハーブ教室で精油の効能を説明して販売した
- B シャンプーに精油を添加して販売した
- C 自分用に、化粧水の作り方を指導した
- D 内服の実習をした

選択模擬テスト①／解答

	解答	解説（キーワード）		解答	解説（キーワード）
1	C		32	D	A. 咳、嚥下、くしゃみ＝延髄。B. 自律神経の中枢は視床下部。C. 視覚や聴覚の反射は中脳。
2	E		33	H	
3	I		34	J	
4	I		35	L	
5	J		36	A	B. アドレナリン＝副腎髄質。C. メラトニン＝松果体。D. インターメジン＝下垂体中葉。
6	B		37	C	
7	D		38	L	
8	F		39	B	
9	I		40	C	
10	B	光毒性とは、皮膚に付着した光感作物質（ベルガプテンなど）に紫外線があたることにより、色素沈着や炎症などの皮膚刺激反応を起こす毒性。抗原抗体反応の皮膚感作や光感作とは違う。	41	D	
			42	I	
11	B	A. リンネは体系化した。D. 生物全般。	43	C	D. 閾値が上がる→鈍感になる。
12	D		44	A	
13	A	収斂作用＝皮膚を引き締める。エモリエント作用（皮膚を柔らかくする）。鎮痛作用＝痛みを和らげる。鎮痙作用＝筋肉の緊張を緩めたり、痙攣を鎮めたり、痙攣による痛みを和らげる（各種の痛みではない）。	45	G	
			46	B	
			47	A	B. ケラチンが主成分は表皮（角質層）。C. 膠原繊維が約90%。D. 脂肪組織は皮下組織に多い。
14	D	A. ほとんどが1.0以下。C. 油に良く溶ける親油性、脂溶性。	48	C	A. 手のひらと足の裏を除く全身に分布する毛脂腺と、毛とは無関係に皮膚の表面に直接開口する独立脂腺がある。B. 体温調節は真皮。D. 外から表皮、真皮、皮下組織。
15	B	C. 低い温度。D. 天然ワックスが抽出できるのは、揮発性有機溶剤抽出法。			
16	A	B. シトロネロール＝アルコール。C. シトラール＝アルデヒド類。D. ダマスコン＝ケトン類。	49	B	A. 関係あり。C. 無関係に皮膚表面に直接開口。D. 最も厚いのは有棘層。
17	A	B. 3個のイソプレンを基本の炭素骨格とするテルペン系化合物。C. アルデヒド類 - CHO。D. アルデヒド類 - CHO。	50	D	脂溶性ビタミンの覚え方＝ビタミン刑事（デカ：DEKA）。それ以外は水溶性。
			51	A	
18	C	C. カンファーの別名はボルネオンなのでケトン類。	52	D	
19	A		53	J	
20	C		54	B	
21	K		55	K	
22	C	A. 紺色。B. Matricaria chamomilla, Matricaria recutita D. セスキテルペン類とオキサイド類	56	B	
			57	D	
23	D	D. 花と葉。	58	J	
24	C		59	A	
25	B	B. スクワレンに水素添加してスクワランにして酸化しにくく安定させた。C. 油脂ではなく飽和炭化水素。	60	D	
			61	C	A. 警告反応期（ショック期、反ショック期）。B. 警告反応期（反ショック期）に副腎皮質が肥大する。
26	D		62	D	
27	B	A. 無水エタノール（99.5%）消毒用アルコール（76.9〜81.4%）C. 溶解しない。D. 約60〜66℃。	63	A	
			64	C	C. 内的コミュニケーション
28	C	A. オレイン酸は1価。B. パルミトレイン酸は1価。D. パルミチン酸は飽和脂肪酸で二重結合なし。	65	A	
			66	A	
29	B	A. RNA＝リボ核酸。C. 二重らせん構造。D. 細胞の核内に存在。	67	B	
30	B	A. 大脳髄質＝白質。C. 大脳＝終脳。D. 右脳と左脳は脳梁によって連絡している。	68	A	
			69	A	
31	B	A. 食道は弛緩。C. 冠状動脈が拡大。D. 膀胱筋層（排尿筋）は弛緩→蓄尿。	70	C	

改正後の出口調査分析による 選択模擬テスト ②

70問・80分　　　解答は98ページ

歴史

1〜3 ヒポクラテスについて、空欄（　）に入る語句を下記A〜Lから選びなさい

1.（　　　）　2.（　　　）　3.（　　　）

（　1　）年頃（　2　）生まれの医学者で呪術的手法を退け科学的に病気をとらえ、西洋医学の基礎を築いた。マッサージの重要性を説きその効用、効果を医療の手法や健康づくりに用いたといわれている。その考え方が（　3　）に著されている。

A イタリア、B「医学典範」、C 紀元前460、D 古代ローマ、
E A.D.460、F「ヒポクラテス全集」、G 紀元前1500頃、H「植物誌」、
I 紀元1300頃、J 古代ギリシア、K「博物誌」、L ローマ

4 ルネ・モーリス・ガットフォセについて正しいものを選べ

A　フランスの文学者である
B　ホリスティックアロマテラピーの基礎
C　ラベンダー精油を用いて火傷の治療をした
D　インドシナ戦争に軍医として従軍した

5 正しいものを選べ

A　サレルノ医科大学で医師免許ができた
B　大航海時代はスパイスの交換が目的の1つだった
C　10世紀頃に芳香物質の化学合成が始まった
D　精油の蒸留法は僧院医学の中で生まれた。

6 ケルンの水について正しいものを選べ

A、グラースで作られた
B、広範囲の本草学書に製法が記録されている
C、多くの人が飲んだ
D、アルコールを使用した

精油学総論

7〜9 次の文章の空欄（　　）に入る語句を下記A〜Lから選びなさい

7.（　　　　　）　8.（　　　　　）　9.（　　　　　）

　AEAJ定義では精油は、油脂ではなく、有効成分を高濃度に含有した揮発性の（　7　）です。植物油（オリーブ油、ゴマ油など）の多くは油脂といわれる物質で、3分子の（　8　）が1分子のグリセリンと（　9　）したトリグリセリドを主成分とし、他の微量成分を含む物質です。

A 加水分解、B 植物ロウ、C 芳香物質、D ワックス、E 脂肪酸、
F 有機溶剤、G トリグリセリド、H エステル結合、I 一次代謝物質、
J イオン結合、K 飽和脂肪酸、L 無機化合物質

10 精油について正しいものを選べ

A　単一の成分でできている
B　トリグリセリドである
C　エチルアルコールに溶解する
D　産地が異なっても同じ成分である

11 水蒸気蒸留法について正しいものを選べ

A　全て同じ時間で抽出できる
B　全部の成分がとれる
C　エタノールを使用する
D　時間によって抽出できる成分が異なる

12 正しい組み合わせを選べ

A　アンフルラージュ = コンクリート
B　マセレーション = アブソリュート
C　揮発性有機溶剤抽出法 = ポマード
D　超臨界流体抽出法 = アブソリュート

13 精油の保存について正しいものを選べ

A　紫外線は劣化を遅らせる
B　可視光線は品質変化しない
C　プラスチック容器で保存する
D　水により加水分解する

14 精油の性質について正しいものを選べ

A　アルデヒド類は−OH基をもつ
B　セスキテルペンはイソプレン骨格が3である
C　モノテルペン炭化水素は炭素数が5である
D　炭化水素は炭素、水素、酸素でできている

15 揮発性有機溶剤抽出法で抽出される精油を選べ

A　ベチバー
B　メリッサ
C　ベンゾイン
D　パチュリ

16 間違った組み合わせを選べ

A　シナジー効果 = 相乗効果
B　クエンチング効果 = オーガニック
C　ピュアナチュラル = 人為的加工無し
D　偽和 = 人為的加工

17 正しいものを選べ

A　酢酸ベンジルはアルコール類である
B　−OHはオキサイド類である
C　バニリンはフェノール類である
D　リモネンはモノテルペン類である

選択模擬テスト②

精油学各論

18〜20 精油について、空欄（　）に入る語句を下記A〜Lから選びなさい

18.（　　　　）19.（　　　　）20.（　　　　）

シソ科の精油は、水蒸気蒸留法で抽出されるが、このうちラベンダーと（　18　）の抽出部位は、（　19　）である。（　18　）は、31種類の精油の中で最も（　20　）の成分の含有率が高い。（　18　）の主産地は、ウクライナ、ロシア、アメリカなどである。

A ローズマリー、B ネロリ、C クラリセージ、D ゼラニウム、
E メリッサ、F 花、G 葉と花、H 葉、I リナロール、
J ゲラニオール、K 酢酸リナリル、L 1,8シネオール

21 ベルガモットについて間違っているものを選べ

A 学名が *Citrus paradise*
B 酢酸リナリルを含む
C 圧搾法で抽出される
D 光毒性がある

22 ゼラニウムとローズオットーの共通成分を選べ

A ゲラニオール
B ラバンジュロール
C リナロール
D スクラレオール

23 カモミール・ローマンについて正しいものを選べ

A 揮発性有機溶剤抽出法で抽出される
B 一年草である
C カモミールジャーマンもケモタイプである
D アンゲリカ酸エステルを含む

基材論

24 アボカド油について正しいものを選べ

A　酸化しにくい
B　飽和脂肪酸が多い
C　赤色をしている
D　果肉から抽出する

25 正しい組み合わせを選べ

A　ハチミツ = グリセリン
B　ホホバ油 = 油脂
C　クレイ = 鉱物
D　化粧水 = 水道水を使う

26 正しいものを選べ

A　リノール酸は飽和脂肪酸
B　飽和脂肪酸は二重結合
C　脂肪酸は酸素と炭素と水素でできている
D　70% アルコールより無水エタノールの方が消毒力が高い

27 EPA について間違っているものを選べ

A　炭素数 20、二重結合を 5 個持つ
B　生活習慣病を予防する。
C　飽和脂肪酸である
D　IPA とも言う

解剖生理学

28 細胞について正しいものを選べ

A　核膜に包まれている
B　性染色体は 4 種類である
C　RNA はリボ核酸である
D　ゴルジ体は ATP を生産する

29 正しい組み合わせを選べ

A　内胚葉 ＝ 筋肉
B　内胚葉 ＝ 副腎髄質
C　外胚葉 ＝ 胃
D　中胚葉 ＝ 心臓

30〜32 大脳について、空欄（　　）に入る語句を下記A〜Lから選びなさい

30.（　　　　　　）　31.（　　　　　　）　32.（　　　　　　）

　ヒトにおいて脳のもっとも大きく発達した部分で頭蓋腔の大部分を占め、（　30　）と中脳を覆うものです。外側の（　31　）が集合した部位を大脳皮質、内側の主として神経線維から構成される部位を（　32　）と呼びます。大脳皮質の表面にはしわがあり、そのしわにより前頭葉、頭頂葉、側頭葉、後頭葉などの部位に分けられます。

> A　間脳、B　小脳、C　毛細血管、D　下垂体、E　橋、F　神経細胞、
> G　大脳髄質、H　細胞、I　延髄、J　大脳基底核、K　海馬、
> L　灰白質

33 脳の構造について正しいものを選べ

A　延髄は脊髄の上にある
B　中脳は大脳より外側にある
C　小脳は大脳より内側にある
D　脳梁は中脳の内側にある

34 正しいものを選べ。

A　自律神経は自分の意思でコントロールできる。
B　自律神経の中枢は視床下部である。
C　副交感神経が優位の時は、気道は拡張する。
D　交感神経と副交感神経を合わせて、混合神経という。

35 脳神経について間違っているものを選べ

A 嗅神経 ― 嗅覚
B 内耳神経 ― 平衡感覚
C 三叉神経 ― 顔の表情
D 迷走神経 ― 内臓感覚

36 下垂体後葉から分泌されるホルモンを選べ

A 卵胞刺激ホルモン
B 成長ホルモン
C オキシトシン
D メラトニン

37～39 免疫について、空欄（　　）に入る語句を下記A～Lから選びなさい

37.（　　　　　）　38.（　　　　　）　39.（　　　　　）

　免疫は、異物や（　37　）などの（　38　）から身を守るため、身体に備わっているシステムです。全身の細胞、組織、器官などが連携して、（　38　）を認識し、体内への侵入を防御したり排除したりする（　39　）です。

A 病原体、B アナフィラキシー反応、C 非自己、D 風邪、E 自己、F ケガ、G 個人、H 抗原抗体反応、I 細胞性免疫、J 固体、K アレルギー、L 生体防御反応

40 B細胞について正しいものを選べ

A 免疫グロブリンを産生する
B 非特異的防御機構
C T細胞に分化する
D 好中球に分化する

41～43 大脳辺縁系について、空欄（　　）に入る語句を下記A～Lから選びなさい

41.（　　　　）　42.（　　　　）　43.（　　　　）

大脳辺縁系は、嗅球、嗅索、扁桃体、（　41　）などを含みます。大脳辺縁系は（　42　）や情動の調節を営んでいます。また、記憶の中枢の一部でもあり、（　43　）との関係も深いです。

A 味覚、B 生命活動、C 海馬、D 聴覚、E 大脳基底核、F 本能行動、G 新陳代謝、H ホルモン、I 視覚、J 中脳、K 大脳皮質、L 嗅覚

44 嗅覚伝達経路について正しいものを選べ

A　細胞 → 嗅球 → 嗅索 → 大脳
B　細胞 → 嗅索 → 嗅球 → 大脳
C　嗅球 → 細胞 → 嗅索 → 嗅覚野
D　嗅索 → 嗅球 → 細胞 → 嗅覚野

45 嗅覚の順応について正しいものを選べ

A　1つの匂いを嗅ぎ続けると匂いを感じなくなる
B　良い匂いを悪臭と思う
C　他の感覚器に比べて順応が遅い
D　女性のみにみられる反応

46～47 嗅覚図の名称（　　）を下記A～Lから選びなさい

46（　　　　）　47（　　　　）

（　46　）

（　47　）

A 嗅毛、B 支持細胞、C 第5脳神経、D 嗅神経、E 嗅索、F 篩骨、G 嗅覚野、H ボーマン腺、I 嗅細胞、J 嗅球、K 嗅腺、L 鼻中隔

48〜49 皮膚図の名称（　　）を下記A〜Lから選びなさい

48.（　　　　　）49.（　　　　　）

（ 48 ）

（ 49 ）

A 毛細血管、B 角質層、C 顆粒層、D 淡明層、E 有棘層、
F 皮脂腺、G 網状層、H 汗腺、I 毛包、J エラスチン細胞、
K 皮下組織、L 乳頭層

50 表皮について正しいものを選べ

A 淡明層は皮膚の薄い部分にある
B 角質層にメラノサイトが存在する
C 基底層は死んだ細胞の集まりである
D 有棘層に知覚神経が存在する

51 真皮について間違いを選べ

A 表皮より薄い
B コラーゲンが約90％存在する
C 血管が存在する
D 神経が存在する

52 皮下組織について正しいものを選べ

A 上皮組織である
B 表皮と接している
C 脂肪細胞が存在する
D 乳頭層と網状層からなる

健康学

53 糖質について正しいものを選べ

- A　ブドウ糖は脳の唯一のエネルギー
- B　デンプンは単糖類である
- C　エネルギーは9 kcal/g
- D　鎖状アミノ酸である

54 運動について正しいものを選べ

- A　軽度の運動はHDLが増加する
- B　骨が減少する
- C　体脂肪が上昇する
- D　有酸素運動で乳酸が溜まる

55～57 睡眠について空欄（　　）に入る語句を下記A～Lから選びなさい

55.（　　　　　）　56.（　　　　　）　57.（　　　　　）

　睡眠には「レム睡眠」と「ノンレム睡眠」の2種類があります。レム睡眠は、（　55　）、新陳代謝を行うための眠りで、「浅い眠り」ともいわれます。（　56　）の緊張はほぼ消失した状態になります。大脳はおきているので夢を見ることが多く、眼球が運動する「急速眼球運動」がおこります。ノンレム睡眠は大脳の休息をはかるための眠りで、「深い眠り」ともいわれます。生理作用の低下により（　57　）・エネルギー消費量などは減少し、血圧・体温なども低下します。

> A 呼吸数・心拍数、B 間脳、C 身体の修復、D 大脳、E 皮膚、
> F 小脳、G 精神の修復、H 骨格筋、I 大脳皮質、J 大脳辺縁系、
> K 筋膜、L 食欲

58 睡眠について正しいものを選べ

- A　ノンレム睡眠時は尿量が減少する
- B　血圧や脈拍の変化はない
- C　レム睡眠中に骨格筋が弛緩する
- D　ノンレム睡眠中に血圧が上昇する

59 下痢や便秘について正しいものを選べ

- A 直腸性便秘は我慢するとよい
- B 痙攣性便秘は食事によっておこる
- C 牛乳を飲むと過敏性腸症候群を引き起こす
- D 朝食後に大腸では蠕動運動が活発になる

60 病気について正しいものを選べ

- A 仮面うつとはうつ病のフリをする事である
- B 糖尿病は腎臓の血管を侵す
- C 痛風は血中の乳酸が増加して起こる
- D 骨粗鬆症は男性ホルモンが関係する

61 プロゲステロンの作用について正しいものを選べ

- A 月経期に分泌される
- B 基礎体温が上昇する
- C 下垂体前葉から分泌される
- D 女性らしい体つきを作る

タッチング論

62 タッチングについて正しいものを選べ

- A 健康な人には強く行ってもいい
- B 医療マッサージとして行う
- C 家族に行う時は手を洗わなくてもよい
- D 行う前に同意を得る

ボランティア論

63 ボランティアについて正しいものを選べ

- A 緊急時は法を犯してもよい
- B 社会より個人の意思が尊重される
- C お金をもらってはいけない
- D 「施す」が語源である

メンタルヘルス

64 ストレスの要因について誤っているものを選べ

A 物理的要因 ― 光・音・温度など
B 化学的要因 ― タバコ・薬物・栄養の過不足など
C 生物的要因 ― 細菌・ウィルス・カビなど
D 心理的要因 ― 疲労・不眠・健康障害など

ホスピタリティとコミュニケーション

65 アロマテラピーにおけるホスピタリティで誤りはどれか選べ

A 相手に興味、関心を持つ
B 相手を大切にし、自己を犠牲にする
C 相手と自分の違いを受け入れる
D 相手と向き合う中で湧き上がる思いやりや配慮が大切

66 外的なコミュニケーションでないものを選べ

A 目的に合った話を心がけること
B 適切な言葉遣いを心がけること
C 多様性を受容する
D 自分に正直であること

アロマテラピー利用法

67 60mlの植物油にラベンダー、ユーカリ、ミルラを3：2：1の割合でブレンドする時、1％の濃度になるように精油を加えたい。この場合、ラベンダーは何滴必要か。（1滴を0.05mlとする）

A 2滴
B 3滴
C 4滴
D 6滴

68 トリートメントの目的として正しいものを選べ

- A　風邪の治療
- B　医療類似行為
- C　リラクゼーション
- D　不眠症の治療

69 正しいものを選べ

- A　光毒性のある精油でも紫外線に当たらなければ問題ない
- B　足のトリートメントに５％濃度のオイルを使用した
- C　眠気覚ましの為、こめかみに原液を塗った
- D　３歳未満の子供に１％濃度でトリートメントを行った

アロマテラピー教育

70 インストラクターの行為をして法に触れないものを選べ

- A　入浴剤として精油を販売した
- B　リラクゼーションの為に精油を販売した
- C　化粧品として精油を販売した
- D　風邪薬として精油を販売した

選択模擬テスト②／解答

	解答	解説（キーワード）		解答	解説（キーワード）
1	C		34	B	D. 混合神経（知覚神経と運動神経）。自律神経（交感神経と副交感神経）
2	J		35		顔の表情は顔面神経。三叉神経は顔面の皮膚感覚。
3	F		36	C	卵胞刺激ホルモン＝下垂体前葉。成長ホルモン＝下垂体前葉。メラトニン＝松果体。
4	C	A. フランス人化学者。B. ホリスティックアロマテラピーの基礎はマルグリット・モーリー。D. インドシナ戦争軍医はジャン・バルネ博士	37	A	
5	B	A. 医師免許は1140年シチリア王によって。C. 化学合成は19世紀。D. 蒸留法は錬金術で発展し、17世紀ヨーロッパ香料産業で実用化。	38	C	
			39	L	
6	D	A. ドイツのケルン。グラースは香水の町（匂い皮手袋）。B. 記載なし。「広範囲の〜」ジョン・パーキンソン。D. 水とあるがアルコール、ハンガリアンウォーターも同じ。	40	A	B. 特異的防御機構。B細胞が形質細胞に分化、増殖し、抗原に対して特定の抗体を産生する。
			41	C	
			42	F	
7	C		43	L	
8	E		44	A	
9	H		45	A	B. 嗅覚錯倒。D. 男性にもある反応で、特に女性の方が敏感と言われている。
10	C	A. 有機化合物が数十〜数百。B. トリグリセリド＝中性脂肪。	46	J	
11	D	C. エタノール使用は、油脂吸着法と揮発性有機溶剤抽出法	47	B	
			48	B	
12	B	A. アンフルラージュ＝ポマード。C. 揮発性有機溶剤抽出法＝コンクリート。D. 超臨界流体抽出法＝エキストラクト。	49	E	
			50	A	A. 淡明層＝手掌、足底等の厚い部分。B. メラノサイトは基底層。C. 死んだ細胞の集まりは角質層。
13	D	D. 水分が混入するとエステルの加水分解が起こる場合があり、カルボン酸とアルコールに分解される。	51	A	A. 表皮の厚さはおよそ0.06〜0.2mm。手のひらや足底では2〜3mm、眼瞼の0.3mm位。
14	B	A. -CHO。C. イソプレン骨格 2→（C5H8）2→10個。D. 炭素と水素。	52	C	A. 身体の内外の表面を覆う組織。B. 真皮と接する。D. 乳頭層と網状層は真皮。
15	C	ベチバー・メリッサ・パチュリは水蒸気蒸留法。	53	A	B. 多糖類。C. 4kcal/g。D. たんぱく質→アミノ酸が数百〜数千個、鎖状結合して成る。
16	B	クエンチング効果→毒性や刺激性と言ったマイナス面の作用を示す成分の働きが、他の特定の成分によって弱められること。オーガニック→有機栽培	54	B	B. 刺激を与えて骨を丈夫にする。D. 無酸素運動で溜まる。
17	D	A. 酢酸ベンジル＝エステル類。B. -OH＝アルコール類・フェノール類。C. バニリン＝アルデヒド類（芳香族系）	55	C	
18	C		56	H	
19	G		57	A	
20	K		58	C	A. レム睡眠中に尿量減少。D. ノンレム睡眠中は血圧が下がる。他に心拍数、体温、呼吸活動、脊髄反射なども低下。
21	A	A. Citrus bergamia。Citrus paradise はグレープフルーツ。D. ラクトン類（ベルガプテン）			
22	A	B. ラベンダーの特徴成分。C. ゼラニウムにあり。D. クラリセージの特徴成分。	59	D	A. 重度なる便意抑制が要因。B. 精神的（ストレスなど）。C. 過敏性腸症候群→ストレスが原因。牛乳不耐性→牛乳中の乳糖を分解する酵素が欠乏している特定の人が牛乳を飲んだ場合に起きる下痢。
23	D	A. ジャーマン・ローマンとも水蒸気蒸留法。B. 多年草、ジャーマンが1年草。C. ケモタイプとは同一学名でありながら、含まれる成分構成比率が著しく異なるもの。ジャーマンとローマンは学名が違う。	60	B	A. 身体症状によって、精神症状がマスク（仮面）されて、うつ病がわかりづらいこと。C. 血中の尿酸が増加し、反復する発作を主にする疾患。D. 骨粗鬆症は女性ホルモン（エストロゲン）の低下が影響。
24	D	A. 酸化はやや早い。B. 不飽和脂肪酸（オレイン酸）が多い。C. 淡黄色〜緑色。	61	B	A. 分泌期に分泌。B. 0.3〜0.5℃の変化。C. 主に黄体で形成され分泌される。D. 女性らしい体つきはエストロゲンの影響。
25	C	B. ホホバ油→植物油（植物ワックス）。D. 化粧水にはカルキ等含まれていない軟水の精製水や蒸留水が向く。	62	D	
26	C	A. 2価の不飽和脂肪酸。B. 二重結合なし。D. 無水エタノールは99.5%以上アルコールなので揮発性が高く、消毒力が低い。	63	B	D. 「有志」が語源。
			64	D	D. 心理的要因＝不安、緊張、怒りなど。身体的要因＝疲労、不眠、健康障害。
27	C	D. 不飽和脂肪酸。	65	B	
28	C	A. 細胞膜に包まれる。B. 性染色体は2種（男性:XY、女性:XX）。D. ATP産生はミトコンドリア。	66	D	Dは、内的なコミュニケーション
29	D	A. 筋肉＝中胚葉。副腎髄質＝外胚葉。C. 胃＝内胚葉。	67	D	
30	A		68	C	
31	F		69	A	B. 1%以下の濃度。C. 原液は直接皮膚に塗らない。D. 三歳未満は芳香浴法だけ。
32	G				
33	A		70	B	A・C・D＝薬事法の規制の対象。

改正後の出口調査分析による
選択模擬テスト ③

70問・80分　　　　解答は113ページ

歴 史

1～3 マルグリット・モーリーについて空欄（　　）に入る語句を下記A～Lから選びなさい

1.（　　　　）　2.（　　　　）　3.（　　　　）

（　1　）生まれの生化学者です。インド、中国、チベットの伝統的な医学や哲学を研究し精油を植物油に希釈した（　2　）を使ってマッサージする方法を示した。従来フランスで行われていた内服中心、薬理作用重視のアロマテラピーとは対照的に、精神と肉体のアンバランスの正常化を目指すというものです。彼女の考えはイギリスで広く受け入れられ、後の（　3　）に受け継がれた。

A イギリス、B 化粧水、C 中国、D フランス、E オーデコロン、
F アロマテラピースクール、G オーストラリア、H マッサージオイル、
I トリートメントオイル、J アロマテラピー、K オーストリア、
L ホリスティックアロマテラピー

4 「マテリア・メディカ」について正しいものを選べ

A プリニウスが著した
B ウィーン写本
C 博物誌である
D コールドクリームの製剤法の創始者

5 正しい記述のものを選べ

A ディオスコリデスは「植物誌」を著した
B 大航海時代の目的のひとつは香辛料
C イブン・シーナーは十字軍の軍医として従軍した
D ガレノスは精油の蒸留法を確立した。

6 「ハンガリー王妃の水」について正しいものを選べ

A　王妃自ら作った
B　痛み止め
C　胃腸薬として使われた
D　ケルンの水としても有名

精油学総論

7〜9 油脂吸着法について、空欄（　　）に入る語句を下記A〜Lから選びなさい

7.（　　　　）　8.（　　　　）　9.（　　　　）

油脂が芳香成分を吸着しやすい性質を利用し、精製して無臭にした（　7　）や豚脂の混合物、またはオリーブ油などを用いて植物中の芳香物質を得る方法。芳香物質を吸着し飽和状態になった油脂を（　8　）という。この（　8　）にエタノール処理を施して芳香物質を溶かし出し、その後エタノールを除くと（　9　）が得られる。

A ラード、B 植物性ワックス、C レジノイド、D コンクリート、
E 骨脂、F アブソリュート、G オレオレジン、H ポマード、
I エッセンシャルオイル、J 牛脂、K 脂肪、L 芳香蒸留水

10 学名について間違っているものを選べ

A　属名と種小名
B　ラテン語
C　世界共通の名称
D　植物だけ

11 ベンゼン環に官能基「-OH」が付くのはどれか

A　アルデヒド類
B　エステル類
C　フェノール類
D　ケトン類

12 精油について正しいものを選べ

A　酸素と結びつくことを重合という
B　加水分解は水分子との反応をいう
C　日光に当てることで劣化を遅らせることができる
D　単一の成分でできている

13 60～70℃に加熱した油脂に花を漬けこんで精油を得る方法を選べ

A　マセレーション
B　アンフルラージュ
C　有機溶剤抽出法
D　超臨界流体抽出

14 正しいものを選べ

A　モノテルペン系炭化水素は水素を8つ含む
B　セスキテルペンはイソプレン骨格2
C　脂肪族系化合物はベンゼン環を骨格とする
D　フェノールとアルコールは同じ官能基をもつ

15 誤っているものを選べ

A　酢酸リナリルはエステル類である
B　A-ピネンはモノテルペン類である
C　シトラールはアルデヒド類である
D　オイゲノールはアルコール類である

16 揮発性有機溶剤抽出法について誤っているものを選べ

A　花から溶剤抽出するとポマードが得られる
B　石油エーテルなどの有機溶剤を使う
C　アルコール処理を行う
D　溶剤回収後の固まった状態のものをコンクリートと呼ぶ

17 精油の作用について誤っているものを選べ

A　引赤作用 — 血流量を増大し局所を温める
B　エモリエント作用 — 皮膚をやわらかくする作用
C　瘢痕形成作用 — 傷口の修復を助ける作用
D　止痒作用 — 乾燥を防ぐ作用

18 誤っているものを選べ

A テルペン類は官能基をもたない
B アルコール類は毒性が強い
C チモールはフェノール類である
D アルデヒド類は皮膚刺激に注意

精油学各論

19〜21 空欄（　）に入る語句を下記A〜Lから選びなさい

19.（　　　　）　20.（　　　　）　21.（　　　　）

（　19　）と（　20　）は同じカンラン科です。（　19　）は熱帯の地域に育つ常緑低木で乳白色の樹液がミルクのようなので（　21　）と呼ばれたりオリバナムとも呼ばれています。

A カモミール・ジャーマン、B ミルラ、C ベチバー、D 安息香、
E ベルガモット、F サンダルウッド、G 白檀、H フランキンセンス、
I ベンゾイン、J 乳香、K サイプレス、L カモミール・ローマン

22 木本類で無いものを選べ

A ジュニパー
B ローズマリー
C ジャスミン
D クラリセージ

23 ミルラの精油について正しいものを選べ

A 根から抽出
B 心材から精油を抽出
C 産地はソマリア、エチオピア
D 有機溶剤抽出法

24 サイプレスについて誤っているものを選べ

A　ジュニパーベリーと同じ科
B　学名は、*Cupressus sempervirens*
C　心材から抽出
D　モノテルペン類を多く含む

基材論

25 ホホバ油について正しいものを選べ

A　常温で固体
B　種子から抽出
C　酸化が早い
D　果肉から抽出

26 DHA について正しいものを選べ

A　高級不飽和脂肪酸
B　低級脂肪酸
C　リン脂質である
D　非常に酸化しにくい

27 飽和脂肪酸について正しいものを選べ

A　二重結合が多く安定している
B　リノレン酸
C　酸化安定性が高い
D　融点が低く常温で凝固

28 正しい組み合わせを選べ

A　グリセリン ＝ 炭酸水素ナトリウム
B　クレイ ＝ ケイ素
C　無水エタノール ＝ アルコール 70%
D　ミツロウの融点 ＝ 28℃

解剖生理学

29〜31 神経組織について、空欄（　　）に入る語句を下記A〜Lから選びなさい

29.（　　　　　）　30.（　　　　　）　31.（　　　　　）

神経組織は、情報伝達を行う（　29　）と、支持細胞である（　30　）から成る組織です。（　31　）を介して、細胞や組織間の情報伝達をつかさどります。脳や脊髄などの（　31　）と末梢神経は、神経組織から構成されます。

> A シナプス、B 神経細胞、C 星状膠細胞、D グリア細胞、
> E ニューロン、F 脳神経、G 中枢神経、H 脊髄神経、I 神経膠、
> J 軸索、K 体性神経、L 樹状突起

32 神経系について、細胞体と突起からなるものを選べ

A　グリア細胞
B　ニューロン
C　軸索
D　ランビエの絞輪

33 脳について間違いはどれか選べ

A　小脳は筋肉性の運動に関係する
B　自律神経の中枢は視床下部
C　延髄は脊髄の下にある
D　脳神経は末梢神経

34 副交感神経優位の時の状態で正しいものを選べ

A　血圧が下がる
B　瞳孔は散大
C　消化管運動を抑制
D　末梢血管が収縮

35 脳神経について正しいものを選べ

A 第1脳神経は嗅神経である
B 脳神経は24対である
C 脳神経は中枢神経である
D 脳神経は自律神経である

36〜38 脳下垂体について、空欄（　　）に入る語句を下記A〜Lから選びなさい

36.（　　　　　）　37.（　　　　　）　38.（　　　　　）

　各種ホルモンの分泌量や分泌時期の調整にかかわる器官。（　36　）に付着するように位置し、重量約0.5gで小指頭大の大きさを持ちます。腺性下垂体である前葉と中葉、神経性下垂体である後葉と発生的、構造的、機能的に異なる三つの部位に分けられ、前葉、中葉、後葉のそれぞれが異なる下垂体ホルモンを分泌します。下垂体前葉は（　37　）と密接に連携して働き（　38　）のホルモンを分泌します。

A 小脳の下部、B 延髄の上部、C 6種類、D 5種類、E 間脳の下部、F 視床下部、G 視床、H 大脳、I 大脳辺縁系、J 視床下部の上部、K 7種類、L 4種類

39 下垂体について正しいもの

A 自律神経の中枢である
B ホルモンの標的器官である
C 外分泌系
D 一対をなす器官である

40〜42 抗原抗体反応について、空欄（　）に入る語句を下記A〜Lから選びなさい

40.（　　　　）　41.（　　　　）　42.（　　　　）

免疫反応において、（　40　）が特定の抗原に対して特異的に結合することをいいます。細菌やウイルスなどの異物が体内に侵入すると、（　41　）はそれらの抗原に対して（　40　）を産生します。産生された（　40　）は、鍵穴に対する鍵のように、特定の抗原に対してのみ結合します。ヒトや動物の体内ではアレルギーや（　42　）の原因ともなります。

> A IgE、B インフルエンザ、C B細胞、D リウマチ、E α細胞、
> F IgM、G T細胞、H アナフィラキシーショック、I マクロファージ、
> J A細胞、K 抗体、L．エイズ

43 特異的防御機構を選べ

A　好中球
B　赤血球
C　抗体
D　マクロファージ

44 免疫グロブリンを生産する所を選べ

A　形質細胞
B　単球
C　キラーT細胞
D　マクロファージ

45〜46 嗅覚図の（　　）の名称を下記A〜Lから選べ

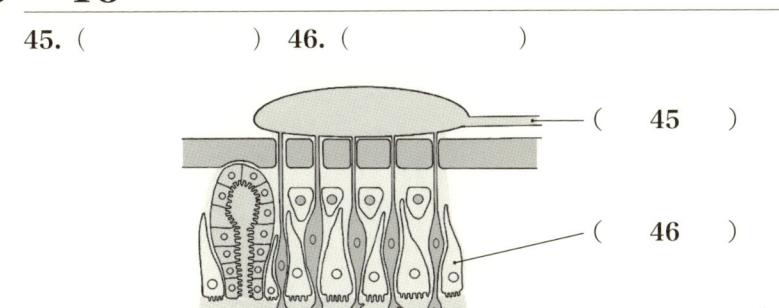

45.（　　　　　）　46.（　　　　　）

（ 45 ）

（ 46 ）

A 嗅毛、B 支持細胞、C 第2脳神経、D 嗅神経、E 嗅索、F 篩骨、G 神経線維、H 嗅腺、I 嗅細胞、J 嗅球、K 幹細胞、L 鼻中隔

47 嗅覚の伝達経路のうち、篩骨のすぐ上にあるものを選べ

A　嗅細胞
B　嗅球
C　嗅索
D　嗅覚野

48〜49 皮膚図の（　　）の名称を下記A〜Lから選べ

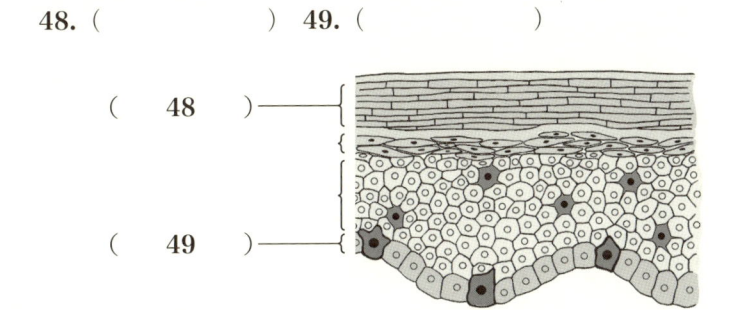

48.（　　　　　）　49.（　　　　　）

（ 48 ）

（ 49 ）

A 角質層、B アポクリン汗腺、C 乳頭層、D エクリン汗腺、E 基底層、F 毛乳頭、G 有棘層、H 皮下組織、I 皮脂膜、J 表皮、K 顆粒層、L 真皮

50 真皮に当てはまる物を選べ

A 顆粒層
B 知覚神経がある
C 脂肪が多い
D インターメジン

51 皮膚の付属器官について正しくないものを選べ

A 立毛筋の緊張は体温の消失を防ぐ
B アポクリン腺は体温調節に関与しない
C エクリン汗腺は手のひら、足裏に少ない
D 脂腺は毛包の上部に開口する物だけではない

健康学
---

52 ビタミンCについて正しくないものを1つ選べ

A 水溶性である
B 多量を1回の食事で摂ったほうが効率が良い
C コラーゲン生成に役立つ
D ストレスにより多量に消費される

53 有酸素運動について誤りを選べ

A LDL値を下げる
B 総コレステロール値を下げる
C 赤血球の数が減る
D 血圧を下げる

54 脂質について誤っているものを選べ

A 脂肪から得られるエネルギーは9kcal/gである
B 十二指腸で消化される
C 肉、乳製品、ナッツ類などに含まれる
D 消化酵素は胆汁である

55 レム睡眠とノンレム睡眠を比較して正しいものを選べ

A　レム睡眠は呼吸数が増える
B　レム睡眠は体温が下がる
C　ノンレム睡眠は骨格筋が弛緩
D　ノンレム睡眠は眼球の急速運動を伴う

56 メタボリックシンドロームの要因とされないものを選べ

A　中性脂質が高い
B　血糖値が高い
C　肥満
D　低血圧

57 女性の性周期について誤ったものを選べ

A　排卵後は高温期である
B　高温期と低温期の差は1～2℃である
C　黄体は、妊娠が成立しないと自体になる
D　高温期は約2週間

タッチング

58 タッチングのモラルについて正しくないものを選べ

A　説明し同意を得る
B　プライバシーの遵守
C　クライアントの意志の尊重
D　タッチングで風邪が治る事を説明し同意を得た

ボランティア

59 ボランティアについて正しいものを選べ

A　緊急時は法律を犯してもよい
B　社会の要請より個人の意志が尊重される
C　金銭の授受はどんな状況でもいけない
D　万人に対して公平性は必要

メンタルヘルス

60 ストレスについて間違いを選べ

- A ストレスにより身体的不調を引き起こすことがある
- B ストレスは人によって感じ方が違う
- C ストレスはすべてよくない
- D ハンス・セリエは先駆的な学説を唱えた

ホスピタリティとコミュニケーション

61 アロマテラピーにおけるホスピタリティについて誤りを選べ

- A 相手と自分の違いを受け入れる
- B 自己犠牲をしない
- C 対応として相手にまったく興味をもたない
- D 共にアロマテラピーを分かち合う

62 アロマテラピーにおけるホスピタリティの考え方で正しいものを選べ

- A 恣意的に行う思いや配慮などの行為である
- B 語源はスペイン語で「客人の保護」だと言われている
- C 実践する人は、固定観念に基づいて行う
- D 人や物事に対して心をこめてもてなす態度などを表す言葉である

アロマテラピー利用法

63 ホームケアとして正しくないものを選べ

- A マグカップにお湯を入れ、精油を入れて芳香浴した
- B 乳幼児にアロマテラピートリートメントをした
- C バスタブに精油を3滴入れて半身浴をした
- D 肩が凝るので手浴をした

64 ホームケアについて誤ったものを選べ

- A 目を覚ましたい時には全身浴で熱めのお風呂にはいる
- B 2歳の子供と一緒に芳香浴をしてもよい
- C 急性のトラブルには冷湿布が向く
- D 足浴に5滴の精油を用いた

65 ローズマリー、ラベンダー、ゼラニウムを3:2:1の割合で1%濃度の希釈液を作りたい。ラベンダーを4滴使用した場合、キャリアオイルの容量はいくらか？（1滴を0.05mℓとする）

- A 40mℓ
- B 60mℓ
- C 80mℓ
- D 100mℓ

アロマテラピー教育

66〜68 AEAJの定義で（　　）にあてはまる言葉を下記A〜Lから選べ

66.（　　　　　）　67.（　　　　　）　68.（　　　　　）

　アロマテラピーとは、精油を用いて（　66　）な観点から行う自然療法である。目的は①リラクゼーションやリフレッシュに役立てる。②（　67　）を増進する。③身体や精神の（　68　）の維持と促進を図る。④身体や精神の不調を改善し、正常な健康を取り戻す。

> A リラクゼーション、B 恒常性、C 邁進、D 美と健康、E 健康的、F 自然治癒力、G 健康、H 生活の向上、I 統合的、J 全体的、K 癒し、L ホリスティック

69 インストラクターとして出来る行為はどれか選べ

- A 精油を医薬部外品として販売
- B 製造法を紹介して精油を販売する
- C 化粧品に精油をいれて販売する
- D シャンプーに精油を入れて販売する

70 AEAJのことで正しいものを選べ

A　しばらくの間なら休会扱いが可能
B　最高意思の決定は理事会である
C　民主的である
D　ボランティア

選択模擬テスト③／解答

	解答	解説（キーワード）		解答	解説（キーワード）
1	K		33	C	脊髄の上に延髄がある。
2	I		34	A	
3	L		35	A	B.12 対。C. 末梢神経。
4	B	A. ディオスコリデスが著した。B. 現存する複写として 512 年に写されて残っている。C. 薬物誌。D. ガレノス。	36	E	
			37	F	
5	B	A.「薬物誌、マテリア・メディカ」。D. 精油蒸留法＝イブン・シーナー。	38	C	
			39	B	視床下部の標的器官です。C. 内分泌系。
6	B	A. 修道院の僧が王妃のために作った。C. 胃薬＝ケルンの水。	40	K	
7	J		41	C	
8	H		42	H	
9	F		43	C	A. と D. 非特異的防御機構。B. 酸素を細胞に運び、二酸化炭素を運びさる。（免疫に関係なし）
10	D	生物全般に付けられる。			
11	C		44	A	形質細胞とは抗体産生細胞で免疫グロブリンを産生する B 細胞が最も分化したもの。（抗体産生細胞ともいわれる）
12	B	A. 酸素と結びつく＝酸化。C. 日光＝劣化を早める。D. 有機化合物が数十〜数百。	45	E	
13	A		46	A	
14	D	A. イソプレン骨格 2 で水素数は 16 個。B. イソプレン骨格 3。C. 脂肪族系化合物は鎖状骨格。	47	B	
15	D	D. オイゲノールはフェノール類（ベンゼン環に官能基 -OH）	48	A	
			49	E	
16	A	A. コンクリートが得られる。	50	B	A. 表皮。C. 皮下組織。D. インターメジンは下垂体中葉から分泌されるホルモンで皮膚を黒くし、松果体からのメラトニンが皮膚を明るくする。
17	D	D. 止痒作用＝痒みを抑える作用。肌に潤いを与え、乾燥を防ぐ作用は保湿作用（モイスチャー作用）			
18	B		51	C	C. エクリン汗腺は全身に分布するが、特に手のひらと足の裏に多く存在する。D. 毛とは無関係の独立脂腺もある。
19	H				
20	B		52	B	水溶性ビタミンなので、過剰の場合は尿中から排出されるので、分けて摂取するのが良い。
21	J				
22	D	木本類は一般に木と呼ばれる植物の総称。木部が発達した多年生植物の一種。高木と低木に分けられる。	53	C	C. 有酸素運動を行うことで赤血球中の酸素の運搬機能を高めるためにヘモグロビンが増える効果があります。
23	C	ミルラは、樹脂を水蒸気蒸留法で抽出。低木。	54	D	胆汁には消化酵素は含まれない。（乳化作用）
24	C	サイプレスは葉と果実を水蒸気蒸留法で抽出。D. モノテルペン類（α-ピネン・δ-3-カレン）を約 75% 含有。	55	A	
			56	D	
25	B	ツゲ科、植物ロウ（植物性ワックス）A. 融点が比較的高いため、冬場は 10℃前後で固まる。C. 酸化しにくい。	57	B	0.3 〜 05℃の体温の変化。
			58	C	
26	A	A. 炭素数 12 個以上を高級といい、DHA（ドコサヘキサエン酸）は炭素数 22 個。B. 低級とは炭素数 2〜4 個をいう。C. 脂質の一つで、細胞膜を構成する物質。脂肪酸とリン酸化合物を含む化合物の総称。（親油性、親水性）D. 非常に酸化しやすい。	59	B	
			60	C	
			61	C	
			62	D	B. スペイン語 → ラテン語
27	C	A. 分子構造中の炭素原子が水素原子で飽和されており、炭素原子間に二重結合を持たない脂肪酸。B. 二重結合を 3 個持つ不飽和脂肪酸。D. 融点が高い。	63	B	三歳未満は芳香浴のみ。
			64	D	5 滴→ 3 滴以下。
28	B	A. グリセリン＝三価のアルコール。C. 無水エタノールはエタノールを 99.5%、消毒用は 76.9 〜 81.4% 含む。D. ミツロウの融点は 60 〜 66℃。	65	B	
			66	L	
29	E		67	D	
30	D		68	B	
31	G		69	B	
32	B		70	C	

改正後の出口調査分析による 選択模擬テスト ④

70問・80分　　　　解答は127ページ

歴 史

1〜3 ハンガリアンウォーターについて、空欄（　　）の答えを下記から選びなさい

1.（　　　）　2.（　　　）　3.（　　　）

　14世紀、ハンガリー王妃（　1　）に修道院の僧が献上した（　2　）。晩年の（　1　）は、手足が痛む病気にかかり、政治も困難な状態にありました。これを気の毒に思った僧侶が、王妃のためにローズマリーなどを主要原料とした薬を作って献上したといわれています。薬によって病状はたちまち快方に向かい、70歳を超えた王妃に隣国ポーランドの王子が求婚したという逸話も残っています。これにより（　3　）として評判が立ち、今日まで伝えられています。

> A エリザベート2世、B エリザベート3世、C 胃薬、D ケルンの水、
> E エリザベート1世、F すばらしい水、G エリザベート4世、
> H 神の薬、I 若返りの水、J ハンガリー王妃の水、K 最古の香水、
> L 痛み止め薬

4 古い順に並べた正しいグループを選べ

A　ヒポクラテス、プリニウス、フェミニス、ジャン・バルネ
B　ガレノス、プリニウス、フェミニス、ジャン・バルネ
C　ジャン・バルネ、プリニウス、ガレノス、フェミニス
D　プリニウス、ガレノス、ジャン・バルネ、フェミニス

5 精油の蒸留法に関係が深かったものを選べ

A　サレルノ医科大学
B　ホリスティック医科大学
C　錬金術
D　アーユルベーダ医学

6 ジャン・バルネについて正しいものを選べ

A　アロマテラピーを体系的な学問としてまとめ上げた
B　スキンケアへの応用
C　精油をマッサージに使った
D　インドシナ戦争に従軍した

精油学総論

7～9 パッチテストについて、空欄（　　）に入る語句を下記から選びなさい

7.（　　　　　）　8.（　　　　　）　9.（　　　　　）

　ある物質が皮膚にアレルギー反応を生じさせないか確認するための試験で、アロマテラピーにおいては、（　7　）をはじめ肌に塗布する化粧品などの安全性を確認する際に行います。（　7　）や植物性油性基材を前腕部の内側に適量塗布した後、（　8　）放置して、肌にかゆみや炎症などが起こらないか観察します。異常が見られた場合はただちに中止し、（　9　）ことです。

> A 大量の清潔な水で洗い流す、B 精油、C 24～48時間、
> D 6～24時間、E 化粧水、F トリートメントオイル、G 12～24時間、
> H キャリアオイル、I 6～12時間、J しばらく様子を見る、
> K キャリアオイルを塗って薄める、L 石鹸で洗い大量な水で洗い流す

10 精油成分について正しいものを選べ

A　バニリンはオキサイド類
B　ヌートカトンはケトン類
C　リモネンはセスキテルペン類
D　チモールはアルコール類

11 アストリンゼント作用について正しいものを選べ

A　皮膚を引き締める
B　皮膚組織の修復を助ける働き
C　皮膚を柔らかくする
D　皮膚に潤いを与える

12 引赤作用の説明として、正しいものを選べ

- A 局所に血液量を増大する
- B 炎症を鎮める働き
- C 細菌の増殖を抑制する働き
- D 真菌の増殖を抑制する働き

13 精油の学名とは何を表しているものか、正しいものを選べ

- A 産地
- B 抽出法
- C 原料植物
- D 属名と科名

14 正しいものを選べ

- A アルコールは水酸基を持つ
- B アルデヒドはカルボニール基を有する化合物
- C モノテルペンはイソプレン骨格が一つ
- D ラクトン類は他の精油に比べ分子量が小さい

15 エステル類が主成分のものを選べ

- A スイートマジョラム
- B カモミールローマン
- C ジュニパーベリー
- D レモングラス

16 精油の蒸留法で間違っているものを選べ

- A レジノイドは樹脂から取れる
- B 水蒸気蒸留法は成分変質が少ない
- C 溶剤抽出法はポマードからアブソリュートを得る
- D 圧搾法は不純物が混ざりやすい

17 精油の保管について正しいものを選べ

- A 頑強なプラスチック容器に保存
- B ガラス瓶に入れ、お風呂場に置く。
- C 遮光瓶に入れて、日当たりのよい場所
- D 高温多湿を避ける

精油学各論

18〜20 イランイランについて、空欄（　　）に入る語句を下記から選びなさい

18.（　　　　）　19.（　　　　）　20.（　　　　）

　イランイランは（　18　）を表すタガログ語からきています。抽出部位は（　19　）で、科名は（　20　）です。この精油の甘い香りはイライラや不安を和らげて神経系を鎮めて心と身体を安定に導きます。

> A 花の中の花、B 果皮、C 葉、D ヒノキ科、E 花、F フトモモ科、
> G 洗う、H バンレイシ科、I 茶の木、J 海のしずく、K 果実、
> L フウロソウ科

21 パチュリ精油について正しいものを選べ

A　主産地は中国である
B　シソ科である
C　一年草である
D　根から抽出

22 クラリセージとメリッサに共通する成分を選べ

A　リナロール
B　酢酸リナリル
C　シトラール
D　スクラレオール

23 グレープフルーツに含まれる成分を選べ

A　酢酸リナリル
B　1.8 シネオール
C　カンファー
D　ヌートカトン

24 サイプレス精油について正しいものを選べ

A 学名は *Cupressus sempervirens*
B 抽出部位は葉のみ
C カンラン科である
D 溶剤抽出法で得られる

基材論
---

25 月見草油について正しいものを選べ

A 果肉を圧搾して抽出する
B 酸化しやすい
C 常温で固体である
D 液状ワックスである

26 アボガド油について正しいものを選べ

A ワニナシ油とも言う
B 飽和脂肪酸である
C 酸化しにくい
D 植物ロウである

27 脂肪酸について正しいものを選べ

A リノレン酸は単価不飽和脂肪酸である
B DHA は多価不飽和脂肪酸である
C オレイン酸は必須脂肪酸である
D パルミトレイン酸は飽和脂肪酸である

28 正しいものを選べ

A ミツロウは水に溶ける
B クレイには収斂、吸着作用がある
C ミツロウは蜂蜜から作られる
D 化粧水にはミネラルが多い方が良い

解剖生理学

29 染色体の数について正しいものはどれか

A 42本
B 23本
C 46本
D 22本

30 細胞について間違っているものを選べ

A RNAはデオキシリボ核酸である
B DNAには4つの塩基（A,G,C,T）がある。
C DNAの構成単位はヌクレオチド
D DNAは二重らせん構造

31〜33 脊髄神経について、空欄（　　　）に入る語句を下記A〜Lから選び答えなさい

31.（　　　）　32.（　　　）　33.（　　　）

　脊髄に出入りする（　31　）です。支配する身体の部位によって、頸神経（8対）、胸神経（12対）、腰神経（5対）、仙骨神経（　32　）、尾骨神経（1対）に分かれます。それぞれの脊髄神経は、脊髄の前後2ヵ所の椎間孔から脊椎を出ます。（　33　）は後側（背側）、運動神経は前側（腹側）の経路をとります。両者は椎間孔から出ると集合し、混合神経となります。

A 12対、B 自律神経、C 5対、D 迷走神経、E 8対、F 脳神経、
G 31対の末梢神経、H 31対の中枢神経、I 1対、
J 30対の末梢神経、K 知覚神経、L 31対の体性神経

34 大脳について正しいものを選べ

A 大脳は終脳ともいう
B 小脳と中脳を覆う
C 外側に神経線維が集合
D 灰白質は神経線維の集まり

35 下垂体後葉ホルモンを選びなさい

A　オキシトシン
B　プロラクチン
C　インターメジン
D　成長ホルモン

36～38 免疫グロブリン（＝Ig）について、空欄（　　）に入る語句を下記A～Lから選び答えなさい

36. (　　　　　)　37. (　　　　　)　38. (　　　　　)

　抗体の本体で、リンパ球の一つである（　36　）によって産生される（　37　）です。すべての脊椎動物の血清および体液中に含まれ、その機能によって、免疫グロブリン（　38　）の5種類に分けられる。

A 幹細胞、B アミノ酸、C B・A・C・G・D、D 単球、E E・A・M・G・D、
F たんぱく質、G サイトカイン、H B・A・M・G・D、I B細胞、
J E・A・N・G・K、K T細胞、L 化学伝達物質

39 胸腺で成熟する細胞はどれか

A　T細胞
B　マクロファージ
C　好中球
D　形質細胞

40〜41 嗅覚図の（　　）の名称を下記A〜Lから選べ

40.（　　　　　）　41.（　　　　　）

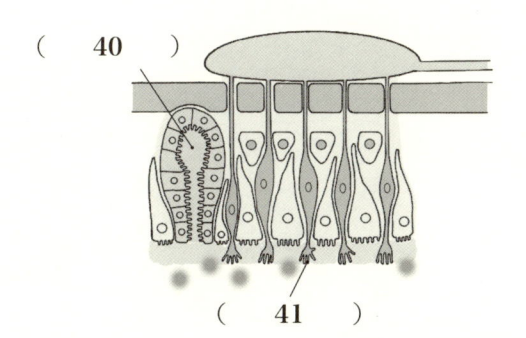

（　40　）

（　41　）

A 嗅毛、B 支持細胞、C 第5脳神経、D 嗅神経、E 嗅索、F 篩骨、G 嗅覚野、H ボーマン腺、I 嗅細胞、J 嗅球、K 基底細胞、L 鼻中隔

42 嗅覚の正しい伝達経路で正しいものを選べ

A　嗅毛 → 嗅粘膜 → 嗅細胞 → 嗅神経 → 嗅球 → 嗅索 → 嗅覚野
B　嗅粘膜 → 嗅毛 → 嗅細胞 → 嗅神経 → 嗅球 → 嗅索 → 嗅覚野
C　嗅粘膜 → 嗅細胞 → 嗅毛 → 嗅神経 → 嗅球 → 嗅索 → 嗅覚野
D　嗅上皮 → 嗅神経 → 嗅毛 → 嗅細胞 → 嗅球 → 嗅索 → 嗅脳

43 順応が早いとはどういうことか正しいものを選べ

A　閾値が高い
B　始めに良い匂いがしていたのに、しばらくすると感じなくなる
C　疲労しにくい
D　男性は女性よりも鋭敏

選択模擬テスト④

44〜45 皮膚図の（　　）の名称を下記A〜Lから選べ

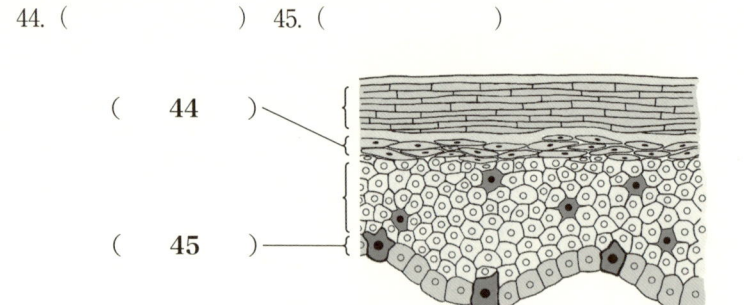

44.（　　　　　）　45.（　　　　　）

（　44　）

（　45　）

A 皮下組織、B 基底層、C 乳頭層、D 網状層、E 顆粒層、F 淡明層、
G 有棘層、H 皮下脂肪、I 皮脂膜、J 表皮、K 汗腺、L 真皮

46 皮膚の付属機関でないものを選べ

A 汗腺
B 涙腺
C 毛
D 爪

47 真皮について正しいものを選べ

A 毛細血管がある
B 脂肪がある
C ケラチンがある
D 4層からなる

48 淡明層の位置で正しいものを選べ

A 角質層と顆粒層の間
B 顆粒層と有棘層の間
C 有棘層と基底層の間
D 基底層と真皮の間

健康学

49 カロテンの作用について正しいものを選べ

A 取りすぎると尿から排出される
B 抗酸化作用がある。
C 不足すると貧血になる
D ビタミンCに合成される

50〜52 有酸素運動について、空欄（　　）に入る語句を下記A〜Lから選び答えなさい

50.（　　　　　）　51.（　　　　　）　52.（　　　　　）

有酸素運動のことを（　50　）といい、軽いジョギングやウォーキングなど、軽度から中程度の運動のことです。筋肉内において酸素を使って（　51　）、脂肪、タンパク質を分解し、エネルギーを産生します。遊離脂肪酸の形で脂肪も利用するため、（　52　）が減少します。

> A アイソメトリック、B グリコーゲン、C 炭水化物、D エアロビクス、
> E タンパク質、F アネロビクス、G ビタミン、H アイソトニック、
> I 乳酸、J 疲労物質、K 内臓脂肪、L 糖質

53 ノンレム睡眠と比べた時のレム睡眠での身体の働きを選べ

A 呼吸数が低下
B 脈拍が低下
C 骨格筋が弛緩
D 大脳の深い眠り

54 弛緩性便秘について正しいものを選べ

A ストレスが原因
B 腹筋の衰え
C しばしば便秘と下痢を繰り返す
D 便意の抑制

55 組み合わせで間違いを選べ

A 糖尿病合併症＝網膜症
B 心身症＝ストレス
C 本態性高血圧＝二次性高血圧
D 痛風＝プリン体

56〜58 卵巣周期について、空欄（　　）に入る語句を下記A〜Lから選び答えなさい

56.（　　　　　）　57.（　　　　　）　58.（　　　　　）

　卵巣周期は、性周期の１つです。原始卵胞が（　56　）の働きで成熟卵胞になるまでの卵胞期と、（　57　）が分泌されて排卵がおこる排卵期、排卵後の卵胞から黄体が形成される黄体期を約４週間に一度の周期で繰り返します。卵胞期は子宮内膜周期の増殖期、黄体期は（　58　）と連動します。

A 視床下部、B 下垂体、C 黄体化ホルモン、D 性腺刺激ホルモン、
E エストロゲン、F 黄体ホルモン、G 卵胞ホルモン、H 分泌期、
I 排卵期、J 月経期、K プロゲステロン、L 卵胞刺激ホルモン

タッチング論

59 タッチングについて正しいものを選べ

A 家で行う時は手を洗わなくてもよい。
B 強めの圧力で行っても良い。
C 事前に説明をする。
D 感染部位は注意深くトリートメントを行う

ボランティア

60 ボランティアについて不適切なものを選べ

A 必ずしも平等である必要もない。
B 「有志」と言う意味がある。
C 交通費以外の金銭を受け取ってはいけない。
D 好きなことを好きなだけ行う。

メンタルヘルス

61〜63 ストレスについて、空欄（　　）に入る語句を下記から選び答えなさい

61. (　　　　)　62. (　　　　)　63. (　　　　)

　ストレスとは、身体あるいは心に何らかの外的刺激が加わり、心身に緊張を生じた状態を指します。その原因となっているものを（　61　）と呼びます。（　61　）にはさまざまなものがあり、人間関係や将来への不安などの社会的・心理的要因、寒冷や猛暑などの環境的要因などがあげられます。ストレス状態に置かれると、（　61　）となる外部の信号を（　62　）で受け取り、それを大脳辺縁系が恐怖や不安として感じます。信号は大脳辺縁系から（　63　）へ伝わり自律神経系・内分泌系・免疫系を介し、身体にさまざまな影響をおよぼします。

> A 抗体、B 視床下部、C 視床、D 大脳髄質、E 延髄、F 大脳辺縁系、
> G ストレッチャー、H 大脳皮質、I 大脳、J 抗原提示、
> K ストレッサー、L 脳下垂体

64 メンタルヘルスについて誤りを選べ

A 厚生労働省は4大疾病に腎臓病を加え5大疾病とした
B メンタルヘルスとは心の健康を保つことである
C 4大疾病とは脳卒中・心臓病・糖尿病・ガンである
D 心の健康にはストレスケアが欠かせない

ホスピタリティとコミュニケーション

65 コミュニケーションするうえでの注意点で誤りを選べ

A 感情的にならない
B 自己責任
C 自己犠牲
D 攻撃的にならない

66 アロマテラピーにおけるホスピタリティについて誤りを選べ

A 相手に関心をもたない
B 共にアロマテラピーを分かち合う
C 一人一人に寄り添う気持ちで相手の立場を考える
D 相手も自分も大切にする

アロマテラピー利用法

67 ホームケアについて正しいものを選べ

A 顔用のトリートメントオイルを1％の濃度で作った
B カップにお湯を張り、精油を一滴入れて吸入した
C 半身浴をするときに5滴の精油を入れた
D ぐっすり眠りたいので、就寝時にアロマキャンドルをつけて寝た

68 吸入法について正しいものを選べ

A 水蒸気を使わない方法もある。
B 咳や喘息の時に行う。
C 目を開けて行う。
D 長くするほどよい。

アロマテラピー教育

69 アロマテラピーインストラクターとして好ましくない行為を選べ

A 地域での文化教室や専門スクールの講師をした
B 親しい人に頼まれたので、病気の診断をして、ブレンド精油を作って販売した
C 一般や地域社会で安全で正しく豊かなアロマテラピーを実践できるよう指導した
D ボランティアとしてアロマテラピーの教育活動に携わった

70 インストラクターにとって法律上問題ないものを選べ

A 頭痛のある生徒に、ホームケアとしての精油のブレンド法を教えた
B 風邪薬に精油をいれて販売した
C 友人に風邪薬を作ってプレゼントした
D 精油を使って動物のトリミングや治療をした

選択模擬テスト④／解答

	解答	解説（キーワード）		解答	解説（キーワード）
1	E		35	A	プロラクチン・成長ホルモン＝下垂体前葉。インターメジン＝下垂体中葉。
2	L		36	I	
3	I		37	F	
4	A		38	E	
5	C		39	A	
6	D		40	H	
7	F		41	A	
8	C		42	B	
9	A		43	B	
10	B	A.アルデヒド類。C.モノテルペン類。D.フェノール類。	44	E	
11	A	B.瘢痕形成作用。C.エモリエント作用。D.保湿・モイスチャー作用	45	B	
12	A	B.抗炎症作用。C.抗菌作用。D.抗真菌作用。	46	B	
13	C		47	A	B.脂肪＝皮下組織。C.ケラチン＝表皮（角質層）。D.真皮は2層（乳頭層、網状層）
14	A	B.アルデヒド基(-CHO)を持つ。カルボニール基はケトン類。C.モノテルペン(イソプレン骨格2)D.ラクトン類は分子量が大きいので、水蒸気蒸留で抽出した精油にあまり含まれない。	48	A	
15	B	カモミール・ローマンの主成分はアンゲリカ酸エステル。	49	B	A.脂溶性ビタミンは尿に排出されにくい。C.鉄・VB12・葉酸欠乏＝貧血。D.カロテンは体内でビタミンAに合成される。
16	C	溶剤抽出法はコンクリートから得る。	50	D	
17	D		51	B	
18	A		52	K	
19	E		53	C	
20	H		54	B	A.ストレス＝痙攣性便秘。C.下痢と便秘＝痙攣性便秘。D.便意の抑制＝直腸性（習慣性）便秘。
21	B	A.産地の例はインドネシア、インド。C.多年草。D.葉から抽出、特徴成分はパチュリアルコール。	55	C	本態性高血圧＝一次性高血圧
22	A		56	L	
23	D		57	C	黄体化ホルモンなのか？黄体ホルモン（プロゲステロン）なのか、勘違いしないこと。
24	A	B.抽出部位は葉と果実。C.ヒノキ科。D.水蒸気蒸留法、多年草。	58	H	
25	B	A.種子を抽出。多価不飽和脂肪酸（リノール酸）特徴成分、γ-リノレン酸を含む。	59	C	
26	A	カロテノイドなど各種ビタミンやミネラルを含み、美容効果の高い油脂。未精製は濃緑色。	60	C	C.経費を受け取ることは、常識的な範囲であれば、非営利性に反することではない。
27	B	A.多価不飽和脂肪酸（3価）。C.リノール酸、リノレン酸、アラキドン酸など。D.不飽和脂肪酸。	61	K	
			62	H	
28	B	A.溶けない。C.ミツロウ＝ミツバチの巣から。D.化粧水はミネラルが多い硬水をさけ、軟水が良い。	63	B	
			64	A	五大疾病に加えたのは、精神疾患。（2011年7月）
29	C	染色体46本（23対）＝常染色体44本（22対）＋性染色体2本（1対）。男性XY、女性XX。	65	C	
			66	A	
30	A	RNA（リボ核酸）。DNA（デオキシリボ核酸）	67	B	A.0.5％以下の濃度。C.1～3滴。
31	G		68	A	ティッシュペーパーやハンカチなどに3滴以下つける。
32	C				
33	K		69	B	
34	A		70	A	

改正後の出口調査分析による 選択模擬テスト ⑤

70問・80分　　　解答は142ページ

歴 史

1～3 ディオスコリデスについて、空欄（　　）に入る語句を下記A～Lから選びなさい

1.（　　　）　2.（　　　）　3.（　　　）

　ディオスコリデス（A.D.40～90年）は、古代ローマの医学者で、（　1　）統治下のローマ帝国において（　2　）を務めた。帝国内を広く旅して薬物の研究を重ね、その成果を（　3　）に著した。（　3　）は、中世・近代ヨーロッパ、アラビア世界において千数百年の間、広く利用された古典です。

> A「医学典範（カノン）」、B ソロモン王、C「マテリア・メディカ（薬物誌）」、D 物理学者、E 化学者、F「ウィーン写本」、G 軍医、H シバの女王、I シチリア王、J 皇帝ネロ、K 侍医、L「植物誌」

4 イブン・シーナについて正しいものを選べ

A　ラテン名でアウィケンナと呼ばれた
B　ヒポクラテス医学が基礎
C　12世紀の人である
D　「マテリア・メディカ」を著した

5 16世紀に活躍したハーバリストを選べ

A　マルグリット・モーリー
B　パオロ・ロベスティー
C　ルネ・モーリス・ガットフォセ
D　ジョン・ジェラード

6　間違った組み合わせを選べ

A　グラース＝皮手袋
B　ケルンの水＝オーデコロン
C　ハンガリアンウォーター＝胃腸薬
D　アレキサンダー大王＝東西ハーブ交流

精油学総論

7～9　超臨界流体抽出法について（　）に入る語句を下記A～Lから選びなさい

7.（　　　　）　8.（　　　　）　9.（　　　　）

（　7　）など高圧下で液体化する気体を溶剤に用いる、比較的新しい精油製造法です。流体化した溶剤は液体と気体の間の超臨界状態（流体状態）において、気体と液体の両方の性質を持つようになるため花などによく浸透、拡散し（　8　）を取り込みやすいです。流体状態の（　7　）に取り込まれた植物の（　8　）は、流体にかけていた圧力を通常に戻すと（　7　）が気化するため最後には単独で残り、（　9　）が得られます。

A ヘキサン、B 二酸化炭素、C 芳香物質、D 天然物質、E コンクリート、
F エタノール、G 天然ワックス、H エキストラクト、
I アブソリュート、J ベンゼン、K 色素、L 一酸化炭素

10　蒸気吸入法で正しい記述を選べ

A　蒸気と精油を取り入れる
B　目を開けて行う
C　精油は5滴入れると良い
D　咳が出ている時に有効

11　学名について誤った記述を選べ

A　フランスの博物学者カール・リンネが分類した
B　一つの種を特定することができる世界共通の名称である
C　字体はイタリックで、属名の頭文字のみ大文字で示す
D　ラテン語で属名と種小名の2名法よりなる

12 精油の保管について正しい記述を選べ

A 直射日光に当たっても遮光瓶で保管すれば劣化しない
B 丈夫なプラスチック容器で保管する
C 柑橘系の精油は、比較的劣化しにくく長期保存が可能
D 高温多湿を避けて保管する

13 精油抽出方法について正しい組合せを選べ

A 溶剤抽出法 ＝ アンフルラージュとマセレーションがある
B 水蒸気蒸留法 ＝ 精油沸点より低い温度で留出するので成分変質が少ない
C 圧搾法 ＝ 石油エーテルなどを使い、アブソリュートを得る。
D 油脂吸着法 ＝ 低分子の成分は蒸発しやすく変質しやすい。

14 精油について間違っているものを選べ

A 揮発性の芳香物質
B 植物にとって精油は情報伝達物質の役割をする事がある
C 精油は発火性があるので、火の側に置かない方が良い
D 精油の収油率は抽出法によって差が出る

15 精油の性質について正しいものを選べ

A 二次代謝産物である。
B 油脂である。
C 水溶性である。
D 冷暗所で保存すれば劣化することはない。

16 抗真菌作用を選べ

A 菌を殺す
B 物を腐らせない作用
C カビの増殖を抑える
D 菌の増殖を抑える

17 正しいものを選べ

A ヌートカトンはケトン類
B リモネンはセスキテルペン類
C リナロールはフェノール類
D 酢酸ベンジルはアルコール類

18 毒性について誤っているものを選べ

A　LD$_{50}$値の高い方が毒性が低い
B　経口毒性は経皮毒性よりLD$_{50}$値が低い
C　経皮毒性は皮膚に炎症を起こす作用である
D　LD$_{50}$は動物実験で得られるデーター

精油学各論

19〜21 空欄（　　）に入る語句を下記A〜Lから選びなさい

19.（　　　　　）　20.（　　　　　）　21.（　　　　　）

　北半球の乾燥した丘陵地帯に育つ常緑の針葉樹で、和名をセイヨウネズといい、（　19　）科で抽出部位は（　20　）で、洋酒「ジン」を製造するときに香りづけとして用いられた（　21　）の精油は、疲れた精神を回復させ頭の中を整理する作用があります。

A　レモン、B　果皮、C　バンレイシ、D　フトモモ、E　花、F　葉、G　ヒノキ、H　ローズマリー、I　サイプレス、J　果実、K　ミカン、L　ジュニパーベリー

22 モノテルペン類が最も多く含まれる精油を選べ

A　サイプレス
B　ミルラ
C　ラベンダー
D　サンダルウッド

23 エステル類が最も多く含まれる精油を選べ

A　ユーカリ
B　カモミール・ローマン
C　ジャスミン
D　ブラックペッパー

24 メリッサについて正しいものを選べ

A 学名は *Citrus Melissa* である
B 別名マーと呼ばれる
C シソ科の多年草である
D 産地は熱帯地方である

25 同じ抽出部位のものを選べ

A レモングラス ＝ ローズマリー
B フランキンセンス ＝ ラベンダー
C ネロリ ＝ ゼラニウム
D ジャスミン ＝ ベチバー

基材論

26 クレイについて間違っているものを選べ

A ミネラル成分を含まない
B 微細粒子の粘土鉱物。
C 被覆、吸収、吸着、殺菌、冷却、収斂などの作用がある
D カオリンやモンモリロナイトなど種類に富む

27 ホホバ油について間違いを選べ

A 湿地帯でとれる
B 10℃位で固化する
C 植物性ワックスである
D ホホバの種子から採る

28 ゴマ油について間違いを選べ

A 抗酸化物質のセサミン、セサモリンなどが含まれる
B 含硫アミノ酸が多く含まれ、ミネラル類も豊富
C セサミオイルとも呼ばれアーユルベーダでも使われる
D ゴマの種子から浸出法で抽出される

29 γ-リノレン酸を含む植物油を選べ

- A　イブニングプリムローズ油
- B　カメリア油
- C　マカデミアナッツ油
- D　ウィートジャーム油

30 アロマテラピーで使う水性基材として好ましくないものを選べ

- A　蒸留水
- B　精製水
- C　水道水
- D　芳香蒸留水

解剖生理学

31 細胞のエネルギーを産生するものを選べ

- A　ミトコンドリア
- B　中心体
- C　小胞体
- D　ライソゾーム

32 交感神経の優位の時に促進するものを選べ

- A　心臓
- B　末梢血管
- C　唾液腺
- D　消化管

33 神経系の最小単位を選べ

- A　ニューロン
- B　シナプス
- C　軸索
- D　神経細胞

34 大脳について正しいものを選べ

A　皮質は神経細胞の集まり。
B　髄質は灰白質。
C　白質は小脳とを結ぶ連絡経路。
D　灰白質は神経線維の集まり。

35～37 アドレナリンについて、空欄（　　）に入る語句を下記A～Lから選びなさい

35.（　　　　　）　36.（　　　　　）　37.（　　　　　）

　副腎髄質から分泌されるホルモンの一つで、カテコールアミンの一つ。神経系においては神経伝達物質として作用します。ストレスなどの影響を受け、（　35　）が刺激されると血中に放出されます。心筋の収縮力を高め、心臓、肝臓、骨格筋の（　36　）を拡張し皮膚、粘膜などの（　36　）を収縮させ、血圧を上昇させる作用を持ちます。気管支平滑筋を弛緩させ、立毛筋、瞳孔散大筋を収縮させます。また代謝面では肝臓、骨格筋の（　37　）の分解を増進して血糖値を上げ、脂肪組織の脂肪を分解、一般に酸素消費を高めます。

> A 中枢神経、B グリコーゲン、C 乳酸、D 交感神経、E 神経、F 組織、
> G 疲労物質、H 副交感神経、I 自律神経、J ATP、K 血管、L 脂肪

38 免疫について誤ったものを選べ

A　細菌、ウイルスなどは免疫系でいう「自己」である
B　マクロファージは大食細胞と言われる
C　獲得免疫は特異的防御機構で、B細胞が関係する
D　自然免疫は非特異的防御機構であり、好中球はこれにあたる

39〜41 T細胞について、空欄（　）に入る語句を下記A〜Lから選びなさい

39.（　　　　）　40.（　　　　）　41.（　　　　）

T細胞は、免疫反応において（　39　）とともに重要な役割を担い、（　39　）と同じように抗原特異的に異物を認識します。マクロファージによる（　40　）を受けると、その特徴を解読し、感作リンパ球となってサイトカインの一種である（　41　）を産生します。また、それぞれの役割に合わせてウイルス感染細胞を殺すキラーT細胞、（　39　）の抗体産生を助けるヘルパーT細胞、免疫反応の抑制にかかわるサプレッサーT細胞などに分化します。

A リンパ球、B インターロイキン、C 白血球、D 指令、
E インターフェロン、F 抗原提示、G B細胞、H 形質細胞、
I リンホカイン、J モノカイン、K 抗原抗体反応、L 免疫グロブリン

42〜43 嗅覚図の（　）の名称を下記A〜Lから選べ

42.（　　　　）　43.（　　　　）

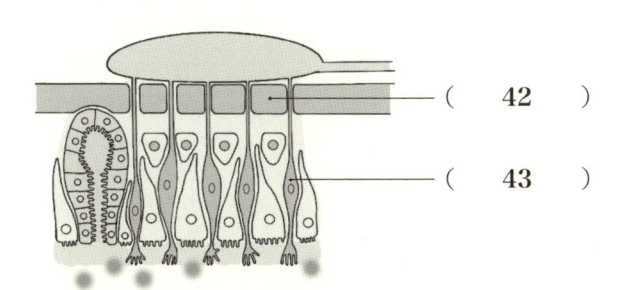

A 嗅毛、B 支持細胞、C 第5脳神経、D 嗅神経、E 嗅索、F 篩骨、
G 嗅覚野、H ボーマン腺、I 嗅細胞、J 嗅球、K 嗅腺、L 鼻中隔

44 嗅覚細胞のある場所を選べ

A　鼻中隔
B　嗅上皮
C　大脳辺縁系
D　脳幹

45〜46 皮膚図の（　）の名称を下記A〜Lから選べ

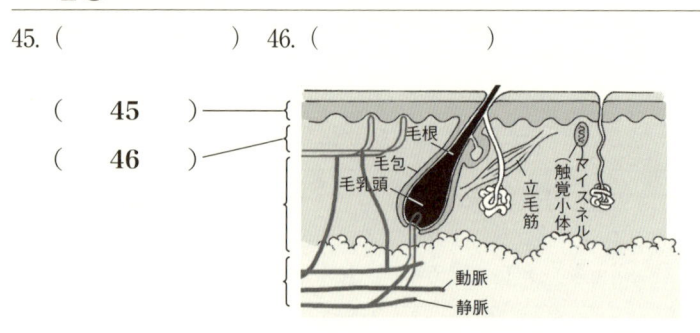

45.（　　　　　）　46.（　　　　　）

（　45　）
（　46　）

毛根
毛包
毛乳頭
立毛筋
触覚小体
マイスネル
動脈
静脈

A　表皮、B　基底層、C　乳頭層、D　アポクリン汗腺、E　顆粒層、
F　淡明層、G　有棘層、H　皮下組織、I　皮脂膜、J　エクリン汗腺、
K　真皮、L　網状層

47 皮膚の付属器について誤ったものを選べ

A　汗腺はエクリン汗腺とアポクリン汗腺の2種類からなる
B　毛脂腺は全身にある
C　汗腺と脂腺は皮膚腺に属する
D　汗腺と脂腺は付属器官である

健康学

48 必須アミノ酸を選べ

A　ロイシン
B　ナイアシン
C　グルタミン酸
D　グアニン

49 糖質について違うものを選べ

A グリコーゲンとして肝臓に貯蔵
B 1g当たり9kcalのエネルギーを作り出す
C ブドウ糖は脳のエネルギー源
D 穀類、芋類に多い

50 有酸素運動について正しいものを選べ

A 筋肉肥大
B 短時間で大きな力を発揮する運動
C アネロビクスとも言う
D HDL増加

51 運動について正しいものを選べ

A 運動は血管を柔軟にする効果がある
B 多くのエネルギーを必要とする運動は有酸素運動である
C エネルギー所要量とは、基礎代謝量に睡眠中にも消費されるエネルギーを加えたものである
D 日頃から有酸素運動を続けるとLDL値を上げる

52 ノンレム睡眠について正しいものを選べ

A 骨格筋弛緩
B 呼吸数減少
C 尿量減少
D 夢を見ることが多い。

53～55 高血圧症について、空欄（　）に入る語句を下記A～Lから選びなさい

53.（　　　　　）　54.（　　　　　）　55.（　　　　　）

　高血圧には、原因が良く分からない本態性（1次性）高血圧と、原因となる基礎疾患などが分かっている2次性高血圧とがあります。高血圧の（　53　）を占める本態性高血圧は、遺伝的要因と（　54　）が複雑に影響し合って発症すると考えられています。（　54　）としては、塩分のとりすぎ、肥満、運動不足、多量飲酒等の生活習慣や、ストレスなどが関与します。収縮期血圧と拡張期血圧のいずれか、または両方の値が高い状態で持続すると高血圧とされ、収縮期血圧140mmHG以上、拡張期血圧（　55　）以上になります。

> A 先天的要因、B 90%、C 後天的要因、D 10%、E 30%、
> F 120mmHg、G 110mmHg、H 50%、I 環境的要因、J 90mmHg、
> K 100mmHg、L ストレス要因

56～58 エストロゲン（卵胞ホルモン）について、空欄（　）に入る語句を下記A～Lから選びなさい

56.（　　　　　）　57.（　　　　　）　58.（　　　　　）

　女性ホルモンの一つで、卵巣にある（　56　）から分泌されるホルモンです。（　57　）に分泌量が増え、月経によって剥離、脱落した（　58　）の再生を促進して、妊娠成立の準備に関与します。また、第二次性徴に見られる乳房の膨らみなど女性特有の身体つきを作るほか、骨や脂質の代謝に関与して、女性の健康に重要な役割を果たします。

> A 卵胞、B プロゲステロン、C 月経後、D 低温期、E 黄体、F 卵子、
> G 基底層、H 白体、I 排卵前、J 子宮内膜、K 子宮、L 高温期

タッチング論

59 タッチングについて正しい考え方を選べ

- A 受け手の意志より、専門家としての自分の意志を尊重する方が安全である
- B 受け手の好みの精油より、アロマテラピーの知識で精油を選んであげたい
- C 受け手がたとえ子供でも、タッチングについて説明を行い、同意を得て行うこと
- D 適量刺激とは、治療効果の出る刺激量の事である

60 タッチングについて正しいものを選べ

- A タッチングを不特定の人に定期的に行う場合は保健所に届けを出した方が良い
- B タッチングはサービス行為として「あはき法」に触れる
- C 精油は薬物ではないので、タッチングに使っても危険性は無い
- D 入院患者へのタッチングは主治医の許可を得て行うべきである

ボランティア論

61 ボランティアについて間違っているものを選べ

- A 非営利性が、一つの特徴である
- B 公平性を問われない
- C 語源はラテン語の「Voluntes＝善行」からきている
- D 交通費などをもらっても良い

メンタルヘルス

62 疾病について正しい組み合わせを選べ

- A 心身症 ＝ 双極性障害
- B 不安障害 ＝ PTSD
- C 気分障害 ＝ パニック障害
- D 心身症 ＝ うつ病

63 ストレスについて誤ったものを選べ

A ストレス反応には個人差がある
B 精神的なストレスは身体には影響しない
C アロマテラピーはストレス対処法として有効である
D ストレスは場合によって自己成長の糧となる。

ホスピタリティとコミュニケーション

64 内的なコミュニケーションについて正しいものを選べ

A 共感する
B 相手を尊重する姿勢を持つ
C 多様性を受容する
D 自己尊重

アロマテラピー利用法

65 ホームケアで正しい使い方を選べ

A 精油を使って風邪予防のための調合をして、自分で使った
B 2歳の子供と一緒にアロマバスに入った
C 「ラベンダーは火傷の特効薬である」と説明を付けてプレゼントした
D 虫に刺されたので、急いでラベンダーの精油を塗った

66 ホームケアで正しいものを選べ

A 誤って精油を飲んでしまったら、吐かせる。
B キャリアオイルだけでタッチングしてもリラックス効果は期待できる
C 精油が指に付いたので、石けんで良く洗った
D 精油が指に付いたので、おしぼりで良く拭いた

67 ホームケアで正しいものを選べ

A 一歳の子供と同室での芳香浴は適さない
B 就寝時にオイルウォーマーの火を消した
C 足浴をするのにジュニパーベリー2滴とサイプレス2滴を使用した
D 喘息が出たので蒸気吸入法を行った

アロマテラピー教育

68 アロマテラピーインストラクター資格について正しいものを選べ

A アロママッサージを行う資格である
B アロマテラピーの教育カリキュラムを無断で作ってはならない
C 精油を使ってペットの治療ができる
D 講座で頭痛に有効な精油のブレンドを教えた

69 アロマテラピーインストラクター資格について誤ったものを選べ

A ホリスティックな観点からアロマテラピーや健康について理解する
B 薬事法を理解し、アロマテラピーを用いて診断・治療する
C より高いアロマテラピー教育をするために、研究、勉強に努める
D アロマテラピーの豊かさを伝え、安全で正しい実践方法を指導する

70 アロマテラピーの行為として AEAJ が法的に正しいとするものを選べ

A 手作り化粧品を自ら作製し販売した
B 肩凝りの治療を目的に精油を販売した
C 精油配合のブラッシングスプレーを自ら作成し、自分のペットに使用した
D 1ℓ入りのオリーブオイルを100㎖のビンに小分けしたものを販売した

選択模擬テスト⑤／解答

	解答	解説（キーワード）		解答	解説（キーワード）
1	J		33	A	ニューロン＝神経細胞とそこから出る突起など。
2	G		34	A	髄質（白質）神経線維の集まり→脳内部および末梢との連絡経路。皮質（灰白質）神経細胞の集まり。
3	C		35	D	
4	A	A. 他にアヴィセンナ、アヴィケンナ。B. ヒポクラテス医学を基礎＝ガレノス。C. 10世紀の人。D. マテリア・メディカ→ディオスコリデス。イブンシーナは「医学典範（カノン）」著した。	36	K	
			37	B	
5	D	A=1895〜1968。B=1970年代活躍。C=1881〜1950。D=1545〜1612。	38	A	自己＝自身の細胞など自分であると認識されるもの。キラーT細胞も獲得免疫。マクロファージーも自然免疫。
6	C	ハンガリアンウォーター＝痛み止め。ケルンの水＝胃腸薬にも使われていた。	39	G	
7	B		40	F	
8	C		41	I	
9	H		42	F	
10	A	B. 粘膜への刺激を防ぐため目は閉じる。C. 3滴以下。D. 咳や喘息の場合は蒸気が刺激となるため行わない。	43	I	
			44	B	
11	A	A. スウェーデンの博物学者「分類学の父」と称される。	45	A	
			46	C	
12	D	B. 精油はプラスチック容器を溶解・分解する可能性がある。C. 圧搾法は変質しやすい成分や不純物がある。	47	B	B. 手のひらと足底にはありません。
			48	A	
13	B		49	B	糖質・タンパク質 4kcal/g。脂質 9kcal/g。アルコール 7〜8kcal/g。
14	C	精油は引火性がある。揮発した物質が空気と混合して、他から火や熱が移って燃え出す性質。	50	D	A、B、Cは無酸素運動（アネロビクス）のこと。有酸素運動をエアロビクスという。
15	A	二次代謝産物→一次代謝産物をもとに、独自に生体内の物質代謝で作りだされる有機化合物。	51	A	C＝基礎代謝量に個人の日常生活に必要なエネルギーを加えたものがエネルギー所要量。
16	C	真菌＝カビ	52	B	
17	A	B. リモネン＝モノテルペン類。C. リナロール＝アルコール類（モノテルペン系）。D. 酢酸ベンジル＝エステル類。	53	C	
			54	I	
18	C	経皮毒性＝化学物質（精油成分）が皮膚組織から吸収され、血流を介して体内を循環し、全身に発現する毒性。	55	J	
			56	A	
19	G		57	I	
20	J		58	J	
21	L		59	C	
22	A		60	D	
23	B	カモミールローマン＝アンゲリカ酸エステル（エステル類約75%含有）。ジャスミンはエステル類約54%含有。	61	C	
24	C	メリッサの学名＝Melissa officinalis 産地はフランス、アメリカ。別名＝レモンバーム。マーはミルラ（没薬）のこと。	62	B	A. 心身症（自律神経失調症、過敏性腸症候群、過換気症候群、胃潰瘍など）。B. 不安障害（適応障害、パニック障害、PTSDなど）。C. 気分障害（うつ病、双極性障害：躁鬱障害など）
25	A	フランキンセンス（樹脂）。ラベンダー（花と葉）。ネロリ（花）。ゼラニウム（葉）。ジャスミン（花）。ベチバー（根）	63	B	精神的なストレスが身体に対しても疾患を引き起こすことがある
			64	D	A・B・Cは外的なコミュニケーション。
26	A	クレイ＝ケイ素やマグネシウム、ナトリウム、アルミニウムなどのミネラルなどを含む粘土のこと。	65	A	D. 原液を使ってはいけない。
			66	B	
27	A	ホホバ油（ツゲ科）、アメリカの南部の砂漠に自生するホホバの種子から圧搾して採る。	67	B	A. 芳香浴は一歳の子供で利用可。C. 部分浴の精油量は1〜3滴までが適量。D. 喘息など咳の出る時は悪化するので行わない。
28	D	種子を圧搾で抽出。			
29	A	A. γ-リノレン酸を約10%含有。（3個の二重結合を持つ不飽和脂肪酸）	68	D	
			69	B	
30	C	水道水は塩素を含むため適さない。ミネラルの少ない軟水が向く。	70	C	○分割販売＝その都度、化粧品等の必要量を容器に移し替え（充填）販売する事。（化粧品製造業の許可不要） ×小分け販売＝化粧品等を、あらかじめ別の容器に充填しておき、販売する。（化粧品の製造業の許可が必要になる）
31	A	中心体＝細胞運動の中心（染色体の移動に関与）小胞体＝細胞工場の輸送係。ライソゾーム＝廃棄処理係。			
32	A				

改正後の出口調査分析による
選択模擬テスト ⑥
70問・80分　　　　　　　解答は157ページ

歴 史

1～3　ガレノスについて、空欄（　）に入る語句を下記A～Lから選びなさい

1.（　　　）　2.（　　　）　3.（　　　）

　A.D.129年頃ギリシアに生まれ、後に（　1　）へ移り活躍した医学者です。古代ローマにおいて、（　2　）に次ぐ著名な医学者として知られています。生理学、解剖学の分野において、肝臓、心臓、脳を生命活動の中枢とするなど大きな業績を残しました。また動物の解剖を行い、優れた成果を上げましたが、人体解剖は行いませんでした。（　2　）医学を基礎として、体系的な学問としての医学を築き、以後17世紀に至るまで西欧における医学の権威として崇められ、後のアラビア医学にも大きな影響を与えました。また、（　3　）などの製剤法の創始者としても知られています。

> A イタリア、B ヒポクラテス、C アリストテレス、D クリーム、
> E 香水、F イギリス、G クレンジングクリーム、H テオフラストス、
> I コールドクリーム、J ディオスコリデス、K ローマ、L フランス

4　プリニウスについて正しいものを選べ

A　薬物誌家
B　火山の大噴火の際に亡くなった
C　薬物学の父
D　「薬物誌」を著した

5 ジャン・バルネについて正しいものを選べ

- A　医学的領域で精油を使用した
- B　化粧品を作った
- C　化学的領域に留まった
- D　占星術を用いた

6 ケルンの水について正しいものを選べ

- A　広範囲の本草学書に製法の記載
- B　アルコールを使用
- C　プロバンス地方で作成
- D　若返りの水とも呼ばれている

精油学総論

7〜9 精油製造法の油脂吸着法について、空欄（　）に入る語句を下記A〜Lから選びなさい

7.（　　　）　8.（　　　）　9.（　　　）

　油脂吸着法には、（　7　）に加熱した油脂（牛脂、豚脂）に芳香物質を吸着させる方法の温浸法と、（　8　）の油脂に芳香物質を吸着させる方法の冷浸法（アンフルラージュ）があります。油脂を塗ったガラス板に花を敷き詰め、数日置きに花を交換し続けて、芳香物質が飽和状態になった（　9　）を得ます。その後、（　9　）にエタノール処理を施して芳香物質を溶かし出し、最後にエタノールを除くとアブソリュートが得られます。

A 100〜120℃、B 芳香物質、C 冷やした状態、D 30〜40℃、
E 樹脂、F 植物ロウ、G ワックス、H 固形、I 60〜70℃、
J コンクリート、K 常温下で固形、L ポマード

10 学名で正しいものを選べ

- A　主にドイツ語表記である
- B　属名と種小名から構成される
- C　植物のみに適用
- D　パラケルススが体系化した

11 精油の代表的な働きの説明として間違っているものを選べ

A　鎮痙作用　＝　筋肉の緊張を緩める
B　駆風作用　＝　腸内のガスの排泄を促す
C　エモリエント作用　＝　皮膚に潤いを与え乾燥を防ぐ
D　抗真菌作用　＝　カビの増殖を抑える

12 水蒸気蒸留法について正しいものを選べ

A　熱に弱い植物からの抽出に向く
B　多くの色素が抽出される
C　二酸化炭素を使う
D　低コストで大量生産できる

13 次の説明に該当するものを選べ

フロクマリン類などの精油の刺激性物質を意図的に取り除く方法
A　油脂吸着法
B　単離香料
C　偽和
D　分別蒸留

14 精油の特性で間違っているものを選べ

A　ほとんどの精油は200℃で引火する
B　ほとんどの精油の比重は1.0以下である
C　精油は重合すると粘度が高くなることがある
D　精油は酸素に触れると劣化しやすい

15 モノテルペンの炭素数を選べ

A　5
B　10
C　15
D　20

16 精油の成分について正しいものを選べ

A　カンファーはケトン類
B　カマズレンはモノテルペン類
C　カルバクロールはアルコール類
D　バニリンはオキサイド類

17 精油成分について正しいものを選べ

A　フェニルエチルアルコールは芳香族アルコール類
B　ケトン類のフロクマリンは光毒性がある
C　ジテルペンはイソプレンを3個もつ
D　モノテルペンは炭素数を5個もつ

18 官能基について誤ったものを選べ

A　官能基は特定の香気、化学的属性、性質を決定する
B　同じ官能基をもつ化合物は性質も似ている
C　フェノール類はベンゼン環に官能基-OHが直接つく
D　アルデヒド類は接尾が「〜ole」で終わる

精油学各論

19〜21 の空欄（　　　）の答えを下記A〜Lから選びなさい

19.（　　　）　20.（　　　）　21.（　　　）

　クラリセージは、学名を（　19　）といい、ヨーロッパから中央アジア原産の高さ1mほどに育つ直立の二年草です。成分の一例として（　20　）、リナロールがあり特徴成分として（　21　）があります。クラリセージ精油は精神を高揚させて幸福感・陶酔感を与え、全身をリラックスさせます。そのためストレスや緊張を和らげて、身体のバランスを整えます。

> A *Pogostemon cablin*、B 酢酸リナリル、C *Salvia sclarea*、
> D *Rosa centiforlia*、E ダマスコン、F ヌートカトン、
> G *Anthemis nobilis*、H ゲラニオール、I シトロネロール、
> J α-ピネン、K スクラレオール、L 酢酸ベンジル

22 ベルガモット精油で間違っているものを選べ

- A 学名は *Citrus paradisi*
- B 酢酸リナリル含有
- C 光毒性あり
- D 圧搾法で抽出

23 学名の組み合わせで正しいものを選べ

- A ネロリ ＝ *Citrus sinensiss*
- B ブラックペッパー ＝ *Cupressus semperviren*
- C イランイラン ＝ *Cananga odorata*
- D ティートリー ＝ *Eucalyptus globulus*

24 正しい組み合わせを選べ

- A サイプレス ＝ ヒノキ科 ＝ 葉と果実
- B ジュニパーベリー ＝ ヒノキ科 ＝ 葉
- C ネロリ ＝ ミカン科 ＝ 果皮
- D ゼラニウム ＝ フウロソウ科 ＝ 花

基 材

25 月見草油について正しいものを選べ

- A γ-リノレン酸を含む
- B 飽和脂肪酸で構成される
- C 酸化しにくい
- D 植物ロウである

26 グレープシード油について正しいものを選べ

- A 種子を圧搾
- B 色が透明
- C 酸化しにくい
- D 植物脂である

27 アロマテラピーの基材について常温で液状のものを選べ

A　クエン酸
B　重曹
C　グリセリン
D　ミツロウ

28 γ-リノレイン酸を含むものを選べ

A　イブニングプリムローズ油
B　カメリア油
C　ココナッツ油
D　ホホバ油

解剖生理学

29 細胞小器官でないものを選べ

A　リボ核酸
B　ミトコンドリア
C　リボソーム
D　中心体

30〜31 神経組織図の（　　）名称を下記A〜Lから選べ

30.（　　　　　）　31.（　　　　　　）

（　30　）　　（　31　）

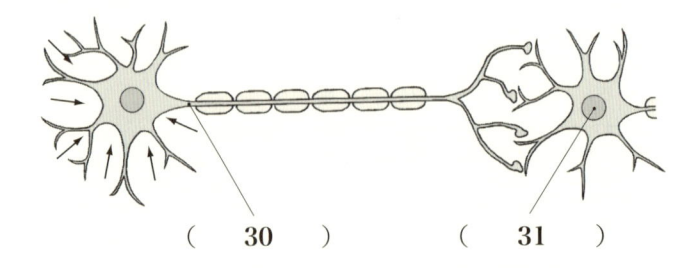

A　軸索、B　核、C　細胞体、D　ランビエの絞輪、E　受容体、
F　樹状突起、G　神経細胞、H　突起、I　有髄神経、J　シナプス、
K　無髄神経、L　神経終末

32〜33 大脳断面図の（　　）の名称を下記A〜Lから選べ

32.（　　　　　）　33.（　　　　　）

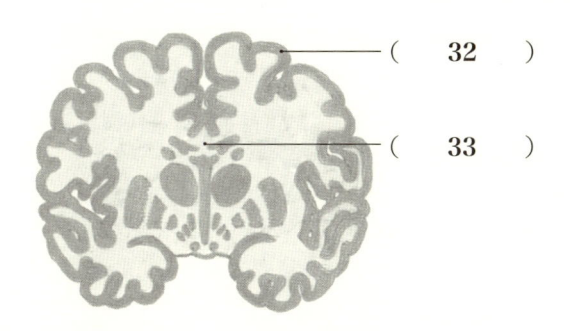

―――（　32　）

―――（　33　）

A 大脳皮質、B 大脳髄質、C 白質、D 間脳、E 基底核、F 扁桃体、
G 嗅覚野、H 海馬、I 視床、J 嗅球、K 視床下部、L 脳梁

34 脳神経の働きの組み合わせで間違っているものを選べ

A　三叉神経　＝　顔面の皮膚感覚
B　内耳神経　＝　平衡感覚
C　嗅神経　＝　嗅覚
D　副神経　＝　咀嚼運動

35 神経について間違っているものを選べ

A　中枢神経は脳と脊髄
B　自律神経は交感神経と副交感神経
C　脊髄神経は末梢神経
D　脳神経は23対

36〜38 甲状腺ホルモンについて、空欄（　）の答えを下記A〜Lから選びなさい

36. (　　　　)　37. (　　　　)　38. (　　　　)

　喉頭から気管の前側にある、蝶のような形をした内分泌器官で、サイロキシンと（　36　）のホルモンを分泌します。サイロキシンはアミノ酸にヨードが結合したもので、基礎代謝促進、成長促進、神経系の発達促進、利尿促進、排泄促進などに働きます。また、（　36　）は血液中の（　37　）やリン酸を低下させる働きを持っています。上皮小体から分泌される（　38　）と拮抗的に作用することで血液中の（　37　）とリン酸濃度を調節しています。

> A カルシトニン、B バソプレシン、C カルシウム、D アドレナリン、E 鉄分、F パラトルモン、G 糖質コルチコイド、H アドレナリン、I ナトリウム、J たんぱく質、K オキシトシン、L 血糖

39 下垂体後葉より分泌されるホルモンを選べ

A　プロラクチン
B　オキシトシン
C　卵胞刺激ホルモン
D　メラトニン

40〜42 マクロファージについて空欄（　）に入る語句を下記A〜Lから選びなさい

40. (　　　　)　41. (　　　　)　42. (　　　　)

（　40　）の一種で、骨髄で単芽球から分化した単球は、組織内に入るとマクロファージに転化します。貪食細胞あるいは大食細胞といわれ、（　41　）に続いて体内に侵入した細菌やウイルス、死んだ細胞などを捕食・消化し、その異物情報を（　42　）やB細胞に伝達します。この働きを「抗原提示」といいます。肺の肺胞マクロファージ、皮膚のランゲルハンス細胞、肝臓のクッパー細胞、骨の破骨細胞などがあります。

A 血球、B 白血球、C 幹細胞、D T細胞、E リンパ球、
F マクロファージー、G 単球、H 赤血球、I 血小板、J 好中球、
K NK細胞、L 顆粒球

43 アレルギーについて正しいものを選べ

A 免疫過剰反応
B 非特異的防御機構と関係する
C 一度目の侵入に反応する
D 免疫が停止している

44 嗅覚の順応で正しいものを選べ

A 1つの匂いを嗅ぎ続けると匂いを感じなくなる
B 1つの匂いを嗅いでいると他の匂いの判別がつかない
C 女性に特徴的なものである
D 順応は他の感覚器に比べて遅い

45 嗅覚について間違っているものを選べ

A 閾値が低い = 香りに敏感
B におい物質を大脳に運ぶ
C 嗅覚は他の感覚より順応が早い
D 個人差がある

46 角質層に存在するものを選べ

A　メラノサイト
B　角質産生細胞
C　毛細血管
D　NMF

47 間違いを選べ

A　アポクリン腺は体全体に存在する
B　エクリン腺は体温調節を行う
C　小汗腺は毛と無関係に存在する
D　大汗腺は毛包上部に開口する

48 表皮について誤ったものを選べ

A　角質層は年齢とともに厚くなる
B　角質はケラチン細胞の死んだ層
C　淡明層は子供の時だけある
D　基底層にはメラニン細胞がある

49 皮膚の付属器官はどれか選べ

A　乳腺
B　汗腺
C　涙腺
D　唾液腺

健康学

---

50 食物繊維について正しいものを選べ

A　難消化性単糖類
B　たんぱく質と食物繊維を合わせ、炭水化物という
C　血糖値を上げる
D　水に不溶性のものと水溶性のものがある

51 運動について間違っているものを選べ

A 乳酸がより多くなるのは無酸素より有酸素運動
B 一万歩のウォーキングは約 300kcal 消費する
C アネロビクスは酸素の供給が間に合っていない
D エアロビクスは生活習慣病予防に適している

52 レム睡眠について正しいものを選べ

A 夢を見ていることが多い
B 骨格筋が緊張する
C 大脳の休息
D 心拍数、血圧が低下

53〜55 糖尿病について、空欄（　）に入る語句を下記A〜Lから選びなさい

53.（　　　　　）　54.（　　　　　）　55.（　　　　　）

　血糖値がうまく調節されず、血中に（　53　）が増加して高血糖の状態になる疾病です。膵臓の（　54　）から分泌される（　55　）の欠乏や、その働きが低下することで起こります。膵臓からの（　55　）分泌量が極端に低下する1型糖尿病と、（　55　）の分泌量が低下、あるいは分泌は行われるものの（　55　）に対する感受性が弱まる2型糖尿病とがあります。生活習慣病とのかかわりが深いのは2型糖尿病です。

A ランゲルハンス島、B 多糖類、C インスリン、D グリコーゲン、
E 糖質、F ブドウ糖、G ランゲルハンス細胞、H ソマトスタチン、
I 膵管、J 髄質、K グルカゴン、L アルドステロン

56〜58 性周期（子宮内膜周期）について、空欄（　　）に入る語句を下記A〜Lから選びなさい

56.（　　　　　）　57.（　　　　　）　58.（　　　　　）

　子宮内膜の剥離が起こる月経期と、卵胞の発育と連動して子宮内膜の修復と（　56　）が行われる増殖期。さらに排卵を経て、（　56　）した子宮内膜から粘液が分泌される分泌期とで（　57　）に一度の周期で繰り返します。増殖期は卵巣周期の（　58　）、分泌期は黄体期と連動します。

> A 約2週間、B 約8週間、C 肥厚、D 増殖、E 分泌、F 黄体期、G 膨張、H 約4週間、I 分泌期、J 卵胞期、K 排卵期、L 約6週間

59 女性の性周期で間違っているものを選べ

A　排卵時が卵胞ホルモンのピーク
B　排卵前が高温期
C　排卵後、卵胞は「黄体」という物質に変わる
D　黄体化ホルモンは排卵時にピーク

タッチング論

60 タッチングの心得について間違っているものを選べ

A　健康な人へのタッチングは強めにしてよい
B　クライアントの同意の上で行う
C　トリートメントする部屋の換気は十分に行う
D　行う前に石鹸水で手指の洗浄をした

ボランティア論

61 ボランティアについて正しいものを選べ

A　行政サービスと同様の公平さが求められる
B　常に社会の要請が必要である
C　個人の意思が尊重される
D　金銭の授受はどんな状況でもいけない

メンタルヘルス

62 ストレスの要因について組み合わせが違うものを選べ

- A 物理的要因 = 薬物、タバコなど
- B 心理的要因 = 自己の精神的な状態
- C 身体的要因 = 疲労、不眠、健康障害
- D 社会的要因 = 家庭、学校、職場、地域など

ホスピタリティとコミュニケーション

63 ホスピタリティの考え方として誤りを選べ

- A 人やものごとに対して心をこめてもてなす
- B プライバシーへの配慮を行う
- C 行為として備品を大切に扱う
- D 考え方や表現方法などは、人によって違っては統一性がもてない。

64 アロマテラピーにおけるホスピタリティについて正しいものを選べ

- A 自己犠牲
- B 相手に関心をもたない
- C 相手を信頼し依存する
- D 相手も自分も大切にする

65 外的なコミュニケーションでないものを選べ

- A 共感する
- B 相手を受け入れる（受容する）姿勢を持つ
- C 問題点だけでなく解決策を話し合う
- D 自分を知る

アロマテラピー利用法

66 精油の保存法について正しいものを選べ

- A 精油は時間と共に少しずつ劣化が始まっている
- B 精油の保存は軽くて割れにくいポリエチレン容器が最適である
- C 柑橘系精油はほかの精油と比べ品質変化しにくい
- D 冷暗所に適切に保存すれば品質は変化しない

67 精油の安全性について誤ったものを選べ

- A 皮膚刺激とはいわゆるアレルギーのことである
- B 粘膜刺激とは口腔・消化器などの内側の組織に症状が現れる
- C お年寄りには精油濃度を基準の半分以下から試してみる
- D 3歳未満の乳幼児は大人に比べ精油の影響を受けやすい

68 ホームケアで正しいものを選べ

- A 蒸気を吸入する時は目を閉じた
- B 妊娠線の予防にアロマトリートメントを積極的に勧めた
- C 足浴法の湯が冷めて来たので精油を足した
- D 気分の落ち込みが回復しなので精油量を増やした

アロマテラピー教育

69 ホームケアについて間違っているものを選べ

- A 芳香浴はよく換気をしながら行う
- B 2歳の子供と一緒に芳香浴をしてもよい
- C 急性のトラブルには冷湿布がよい
- D 足浴に5滴の精油を足した

70 アロマテラピー教育を行う上での注意点について誤ったものを選べ

- A AEAJの定義を正しく理解した教育内容であること
- B 安全で正しい実践方法を指導すること
- C わが国の法制度を厳守すること
- D 義務教育ではないので、公平に教えなくて良い

選択模擬テスト⑥／解答

	解答	解説（キーワード）		解答	解説（キーワード）
1	K		35	D	脳神経は12対。
2	B		36	A	
3	I		37	C	
4	B	A.D23〜79年。古代ローマの博物誌家。『博物誌』を著した。79年のヴェスヴィオス火山の大噴火の際に死亡。	38	F	
5	A	C. 科学的領域。D. ニコラス・カルペパーが占星術を用いた。	39	B	プロラクチン＝下垂体前葉。卵胞刺激ホルモン＝下垂体前葉。メラトニン＝松果体。
6	B	A. ジョン・パーキンソンが著した。C. ドイツの町ケルンで作成。D. ハンガリアンウォーターのこと。	40	B	
7	I		41	J	
8	K		42	D	
9	L		43	A	B. 特異的防御機構。C. 二度目の侵入に反応する。D. 免疫が過剰反応。
10	B	生物全般に付けられ世界共通の名称。ラテン語、ギリシャ語を用い、イタリック体表記。リンネが体系化した二名法。	44	A	
11	C	エモリエント作用＝皮膚を柔らかく。潤いを与え乾燥を防ぐ＝保湿作用（モイスチャー作用）	45	B	におい物質を電気信号（神経インパルス）に変えて、大脳辺縁系へ伝える。
12	D	A. 熱によって変性しやすい芳香成分や水溶性は抽出しない。B. 色素は多少あるが、多くではない。C. 蒸気を当てる。	46	A	A. メラノサイト＝基底層　B. 角質産生細胞＝基底層　C. 毛細血管＝真皮　D. NMF（天然保湿因子）角質細胞内部の水分保湿。
13	D	A. 油脂を使用した精油製造法。B. 芳香成分から単離精製し、ある一つの成分だけ得た香料。C. 人為的加工を加え精油と偽ること。	47	A	アポクリン腺は、腋窩、外耳道、陰部、乳輪などの特定の部位に分布している。
14	A	A. 例をあげるとジュニパーベリー（約33℃）、柑橘系（約43〜50℃）、ローズマリー（約19℃）ラベンダー（約75℃）サンダルウッド（約100℃）	48	C	淡明層は、手のひらと、足の裏だけに見られる。
			49	B	
15	B	モノテルペン（C₅H₈）₂　イソプレン数2なので2×5=10	50	D	A. 難消化性多糖類。B. 糖質と食物繊維を合わせ炭水化物という。C. 血糖値を下げる。
16	A	A. カンファーの別名はボルネオン。B. セスキテルペン類。C. フェノール類。D. アルデヒド類。	51	A	無酸素運動
			52	A	
17	A	B. ラクトン類。C.4個（炭素数20個）。D. イソプレン2なので10個。	53	F	
			54	A	
18	D	「-ole」で終わるのはオキサイド類。アルデヒド類は「-al」。	55	C	
			56	C	
19	C		57	H	
20	B		58	J	
21	K		59	B	B. 排卵前は低温で排卵後に高温になる。（約0.3〜0.5℃）
22	A	A. Citrus bergamia　B. 約40%。31 精油の中で多い順（クラリーセージ→ラベンダー→ベルガモット→ネロリ）	60	A	
			61	C	C. 自発性で、自ら進んで行うことである。
23	C	A. Citrus aurantium　B. Piper nigrum　D. Melaleuca alternifolia	62	A	A. 物理的要因は光や放射線、風など自然環境によるもの。薬物やタバコは化学的要因に当たります。
24	A	B. ジュニパーベリー・ヒノキ科・果実。C. ネロリ・ミカン科・花。D. ゼラニウム・フウロソウ科・葉。	63	D	
			64	A	
25	A	B. 主に不飽和脂肪酸で構成される。C. 二重結合が多いので不安定で酸化しやすい。D. 植物油。	65	D	D. 内的なコミュニケーション
26	A	B. 淡黄〜黄色。C. 二重結合が多く酸化しやすい。D. 植物油。	66	A	B. ポリエチレン容器に長期間保存すると溶解・分解する可能性があり。D. 冷暗所に適切に保存した場合、未開封なら2年程度、開封したら1年程度を保管期間の目安にする。
27	C				
28	A				
29	A	RNA（リボ核酸）細胞内の核やリボソーム、細胞質に存在。	67	A	免疫反応にもとづくアレルギー性反応の皮膚感作とは区別します。皮膚刺激は皮膚組織や末梢血管を直接刺激することによって起こります（皮膚炎・紅斑・発疹・かゆみなど）。
30	A				
31	B				
32	A		68	A	B. 妊娠中は専門家に相談するようにします。C. 湯だけを足します。C・D共、精油は増やさず量は守りましょう。
33	L				
34	D	副神経＝頸部の運動（胸鎖乳突筋、僧帽筋）。咀嚼運動は三叉神経が関わる。	69	A	足浴は3滴まで。
			70	D	

歴 史

1～3 ジャン・バルネについて、空欄（　　）に入る語句を下記A～Lから選びなさい

1.（　　　　）　2.（　　　　）　3.（　　　　）

　1920-1995年。フランスの軍医。第二次世界大戦、（　1　）に従軍しました。精油から作った薬剤で負傷者を治療しました。その経験に基づき、（　2　）の使用に疑問を感じ精油の薬理作用に注目して、軍籍を離れた1964年（　3　）を著しました。その後も「役に立つこと」「科学的領域にとどまること」を念頭に、同業の医師や薬剤師たちの理解を求め、アロマテラピー啓蒙に力を尽くしました。

> A ベトナム戦争、B ユダヤ戦争、C 合成添加物、D『広範囲の本草学書』、
> E インドシナ戦争、F『芳香療法・理論と実際』、G 抗生物質、
> H『AROMATHERAPIE』、I 太平洋戦争、J 薬剤、K 合成香料、
> L『新植物誌』

4 間違った組み合わせを1つ選べ

A　テオフラストス ＝ 植物誌
B　ディオスコリデス ＝ 神農本草経
C　プリニウス ＝ 博物誌
D　イブン・シーナ ＝ 医学典範

5 ヒポクラテスの病気のとらえ方について正しいものを選べ

A　科学的
B　呪術的
C　人道的
D　倫理的

6 正しいものを選べ

A 十字軍遠征によってヨーロッパとアジアとの東西文化の交流が促された
B ハンガリアン・ウォーターは万人が飲んでいた
C サレルノ養生訓で医師国家免許が定められた
D 合成香料が作られ始めたのは10世紀

精油学総論

7～9 水蒸気蒸留法について（　　）に入る語句を下記A～Lから選びなさい

7.（　　　　　）　8.（　　　　　）　9.（　　　　　）

精油製造法でもっとも多く用いられる方法です。原料の植物を蒸留釜に入れ、直接蒸気を吹き込むか水とともに沸騰させ、植物の芳香物質を（　7　）させます。このとき発生する芳香水蒸気を冷却して生じる液体を集めると、多くは（　8　）の違いから精油と芳香蒸留水の二層に分離し精油が得られます。蒸気を使用するため、熱によって変性しやすい芳香成分や水溶性の芳香成分は抽出できず、一部の植物はこの製造法に適しません。また、精油は（　9　）により、低沸点物質から高沸点物質まで順に分別することができます。

A 蒸発、B 質量、C 密度、D 沸騰、E 気化、F 比重、G 成分蒸留、H 重さ、I 水蒸気蒸留、J 昇華、K 常圧蒸留、L 分別蒸留

10 揮発性有機溶剤抽出法で抽出される精油を選べ

A パチュリ
B ベンゾイン
C メリッサ
D ベチバー

11 正しい組み合わせのものを選べ

A マセレーション ＝ コンクリート
B アンフルラージュ ＝ アブソリュート
C 超臨界流体抽出法 ＝ ポマード
D 揮発性有機溶剤抽出法 ＝ ポマード

12 水蒸気蒸留法について正しいものを選べ

A　エチルアルコールを使う
B　ひとつの植物より単一成分しか採れない
C　植物により蒸留時間が異なる
D　ミカン科の果皮を抽出するのに使われる

13 正しい組み合わせを選べ

A　cis ジャスモン ＝ エステル類
B　シトラール ＝ ラクトン類
C　ゲラニオール ＝ オキサイド類
D　オイゲノール ＝ フェノール類

14 テルペン系アルコールでないものを選べ

A　ゲラニオール
B　1.8 シネオール
C　リナロール
D　シトロネロール

15 精油の性質で正しいものを選べ

A　トリグリセリドである。
B　エチルアルコールに溶解する
C　どの植物であっても収油率は同じ
D　水に溶ける

16 精油の性質で正しいものを選べ

A　オキサイドは OH 基を持つ
B　炭化水素は炭素、酸素、水素よりなる
C　モノテルペン炭化水素は炭素数が5
D　セスキテルペン類はイソプレン骨格が3

17 抽出部位が同じものを選べ

A　レモングラス ＝ ローズマリー
B　ベチバー ＝ ラベンダー
C　フランキンセンス ＝ ブラックペッパー
D　イランイラン ＝ パチュリ

18 正しいものを選べ

A　紫外線は劣化を遅らせる
B　冷暗所保管は品質劣化を遅らせる
C　可視光線は変質させない
D　加水分解は紫外線による反応

精油学各論

19〜21 バラ科のローズについて、空欄（　）に入る語句を下記A〜Lから選びなさい

19. (　　　)　20. (　　　)　21. (　　　)

　ローズにはアブソリュートとオットーがあります。アブソリュートの特徴成分にローズオキサイドと（　19　）があります。オットーは（　20　）性質を持ち、特徴成分は（　21　）です。

A　ダマセノン、B　ネロール、C　低温で固まる、D　スクラレオール、
E　ゲラニオール、F　濃厚な香りで持続性がある、G　香りがさっぱりとした、
H　フェニルエチルアルコール、I　シトロネロール、J　ダマスコン、
K　酢酸リナリル、L　低温でサラサラな

22 カモミール・ローマンについて正しいものを選べ

A　アンゲリカ酸エステルを含有する
B　カモミール・ジャーマンと同じく1年草の植物である
C　揮発性有機溶剤抽出法で抽出
D　特徴成分としてカマズレンがあげられる

23 正しい組み合わせを選べ

A　ジュニパー＝ヒノキ科＝果実
B　パチュリ＝イネ科＝根
C　ゼラニウム＝シソ科＝花
D　メリッサ＝シソ科＝花

24 ローズオットーとゼラニウムに共通に含有される成分を選べ

- A　スクラレオール
- B　ラバンジュロール
- C　ゲラニオール
- D　ℓ-メントール

基　材

25 油脂について正しいものを選べ

- A　リノール酸は飽和脂肪酸
- B　二重結合が多いほど安定している
- C　パルミトレイン酸はマカダミアナッツオイルに含まれている
- D　ホホバ油は植物油

26 基材について正しいものを選べ

- A　クレイの主成分は鉱物
- B　70％アルコールより無水エタノールの方が消毒力が強い
- C　グリセリンはハチミツで出来ている
- D　化粧水を作るには硬水が適する

27 飽和脂肪酸を多く含むものを選べ

- A　ココナッツオイル
- B　アボカドオイル
- C　カメリアオイル
- D　マカダミアナッツオイル

28 ホホバ油について誤っているものを選べ

- A　0℃では固体
- B　ロウである
- C　湿地帯に育つ植物が原料
- D　非常に酸化しにくい

解剖生理学

29 身体の発生について正しいものを選べ

A 核内に存在する一重らせん構造のDNAは遺伝情報に関与する
B ミトコンドリアで作られ細胞のエネルギー源となるのはATPである
C 人間は常染色体を22本もっている
D 女性の性染色体はYYである

30〜32 大脳辺縁系について、空欄（　）に入る語句を下記A〜Lから選びなさい

30.（　　　　　）　31.（　　　　　）　32.（　　　　　）

大脳辺縁系は、大脳皮質のうち、（　30　）と旧皮質を合わせた部分で嗅球、嗅索、扁桃体、海馬などを含みます。（　31　）や情動の調節を営みます。また記憶の中枢の一部でもあり、（　32　）との関係も深いです。

A 客観的行動、B 髄質、C 新皮質、D 嗅覚、E 感覚、F 古皮質、G 視覚、H 運動野、I 灰白質、J 白質、K 本能行動、L 基底核

33〜34 脳図の（　）の名称を下記A〜Lから選べ

33.（　　　　　）　34.（　　　　　）

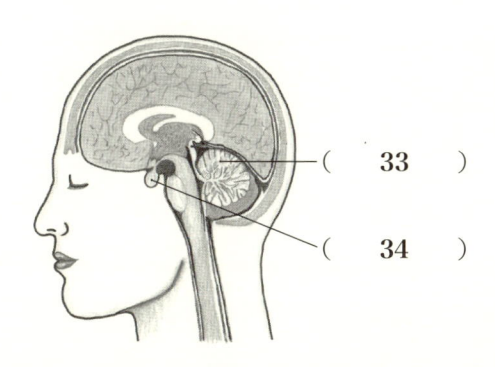

A 脳梁、B 大脳、C 中脳、D 脊髄、E 視床下部、F 篩骨、G 小脳、H 延髄、I 橋、J 視床、K 大脳辺縁系、L 下垂体

35 神経について正しいものを選べ

A 体性神経は交感神経と副交感神経に分類
B 自律神経の中枢は間脳の視床下部
C 脊髄神経は不随意的
D 脳神経は 12 本

36 脳の構造について正しいものを選べ

A 小脳は大脳の中心にある
B 中脳は脳梁の外側にある
C 延髄は脊髄の上にある
D 間脳は大脳の上にある

37 脊髄反射について、正しいものを選べ

A 荷物を持ち上げようと、全身に力を入れた
B 辛いものを食べて、辛いと感じる
C 議論に夢中になり、つい反論した
D 熱いものを触って、瞬間的に手を引っ込めた

38 血糖値を下げるものを選べ

A インスリン
B グルカゴン
C サイロキシン
D パラソルモン

39〜41 特異的免疫機構について、空欄（　）に入る語句を下記A〜Lから選びなさい

39.（　　　）　40.（　　　）　41.（　　　）

　異物を認識し、特異的に反応・処理する働きで、一度感染して回復したら同じ病原体には二度と感染しないという防御機構です。（　39　）と液性免疫の2つがあります。（　39　）は（　40　）が異物を直接排除する防御システムです。液性免疫はB細胞が（　41　）に分化し、特異的な抗体を産生して異物を処理する防御システムです。

> A　マスト細胞、B　細胞性免疫、C　マクロファージー、D　自然免疫、
> E　獲得免疫、F　肥満細胞、G　形質細胞、H　ES細胞、I　幹細胞、
> J　人口免疫、K　T細胞、L　B細胞

42 B細胞の働きで正しいものを選べ

A　キラーT細胞に分化する
B　好中球を活性化する
C　グロブリンを産生する
D　食作用を行う

43 匂いを受容する部位を選べ

A　嗅球
B　嗅毛
C　大脳辺縁系
D　嗅索

44 嗅覚伝達経路について正しいものを選べ

A　細胞 → 神経 → 嗅球 → 嗅索
B　細胞 → 神経 → 嗅索 → 嗅球
C　神経 → 細胞 → 嗅球 → 嗅索
D　神経 → 細胞 → 嗅索 → 嗅球

45 表皮について適当でないものを選べ

A　メラノサイト
B　角質産生細胞
C　毛細血管
D　NMF

46～47 皮膚の図（　　）の名称を下記A～Lから選べ

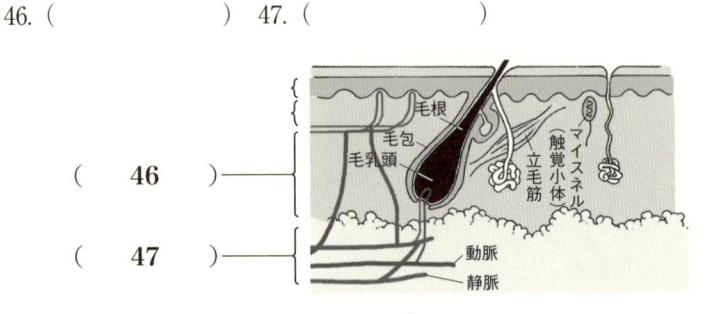

46.（　　　　　）　47.（　　　　　）

A 角質層、B 基底層、C 乳頭層、D 網状層、E 顆粒層、F 淡明層、G 有棘層、H 皮下組織、I 皮脂膜、J 表皮、K 汗腺、L 真皮

48 次の説明に該当するものを選べ

表皮の中では最も厚い層で、免疫細胞に関わるランゲルハンス細胞や、知覚神経も通っている。

A　基底層
B　角質層
C　有棘層
D　顆粒層

49 体温調節に関わっているものを選べ

A　エクリン腺
B　アポクリン腺
C　毛包
D　皮脂腺

健康学

50 たんぱく質について間違っているものを選べ

- A　エネルギーは 4kcal/g
- B　鎖状のアミノ酸である
- C　必須アミノ酸は体の中で合成しやすい
- D　血液や筋肉などの身体の構成成分になる

51 運動の効果で正しいものを選べ

- A　身体的効果は望めるが、ストレスなどに対する精神的効果は期待できない
- B　エアロビクスはアネロビクスより乳酸が溜まる
- C　心肺機能の増加
- D　骨を弱くする

52 睡眠について正しいものを選べ

- A　ノンレム睡眠は血圧上昇する
- B　睡眠中は血圧と脈拍は変化が見られない
- C　レム睡眠は骨格筋緊張消失が起こる
- D　ノンレム睡眠は尿量減少する

53〜55 心身症について、空欄（　　）に入る語句を下記A〜Lから選びなさい

53.（　　　　）　54.（　　　　）　55.（　　　　）

身体に症状が現れる疾患のうち、その発症や経過に（　53　）や葛藤などが深くかかわり、器質的または機能的な障害が認められる疾患のことです。神経症や（　54　）などの（　55　）とは区別されます。自律神経失調症、過敏性腸症候群、十二指腸潰瘍、胃潰瘍、気管支喘息、本態性高血圧症、湿疹、偏頭痛などが挙げられますが、生活習慣などその他の要因で発症した場合は心身症に該当しません。

A PTSD、B ストレス、C メタボリック症候群、D 病気、E 神経質、F ストレッサー、G 生活習慣、H 過労、I 精神障害、J 神経質、K うつ病、L 生活習慣病

56〜58 女性ホルモンについて、空欄（　）に入る語句を下記A〜Lから選びなさい

56. （　　　　　）　57. （　　　　　）　58. （　　　　　）

　女性ホルモンには（　56　）とプロゲステロンの2つがあり、女性らしい体つきになるのは主に（　56　）の働きによるものです。女性ホルモンは女性自身の健康作りのためにも重要な働きをしています。（　56　）は全身に広く作用し、骨からのカルシウムの溶け出しを抑えて骨を強くし、血中コレステロールの増加を防いで（　57　）を抑制したり、（　58　）や粘膜のコラーゲン産生を促進して（　58　）の弾力や潤いを守るなど、その作用の多くは身体を守る大切な働きをしています。

> A 皮下組織、B 卵胞刺激ホルモン、C 皮膚、D 表皮、E 心身症、
> F 動脈硬化、G 黄体ホルモン、H 副腎皮質刺激ホルモン、
> I エストロゲン、J 細胞、K プロラクチン、L 貧血

タッチング論

59 タッチングについて正しいものを選べ

A 医療マッサージとして行う
B どんな人も強めで行う
C アレルギー（皮膚）の治療として行う
D リラックスのため行う

ボランティア論

60 ボランティアについて正しいものを選べ

A 社会より個人の意志が尊重される
B 営利目的で行う
C 犠牲の精神で取り組むべきである
D 「施す」と言う意識が必要である

メンタルヘルス

61 ストレスについて誤ったものを選べ

- A　ストレス反応には個人差がある
- B　精神的なストレスは身体には影響しない
- C　アロマテラピーはストレス対処法として有効である
- D　ストレスは場合によって自己成長の糧となる

ホスピタリティとコミュニケーション

62 ホスピタリティについて誤りを選べ

- A　自己犠牲
- B　ホスピタリティの語源は、ラテン語で「客人の保護」と言われています
- C　一人一人に寄り添う気持ちで相手の立場を考える
- D　相手も自分も大切にする

63 内的なコミュニケーションでないものを選べ

- A　自分を知る
- B　自己信頼
- C　目的に合った話を心がける
- D　自己尊重

アロマテラピー利用法

64 精油が直接肌についた時の対処法で適しているものを選べ

- A　エタノールで拭きとる
- B　大量の水で洗い流す
- C　植物油を塗り希釈する
- D　揮発するのを待つ

65 正しいものを選べ

- A 2歳児に1％未満の濃度でトリートメントを行う
- B 目の周りに原液を塗り、目の疲労を除去する
- C 足を5％濃度でトリートメントする
- D 光毒性のある精油でトリートメントしても紫外線を浴びなければ問題はない

66 湿布法について正しいものを選べ

- A 湿布はできるだけ熱い方が効果的
- B 湿布を行っている部位が痒くなったが、暫く続けた
- C 生理痛の緩和のために温湿布を行った
- D 膝の打ち身にペパーミント6滴使って行った

アロマテラピー教育

67 インストラクターの行為として違法でないものを選べ

- A 教室の生徒の不調を診断
- B アロマテラピーを教えるカリキュラムを立てる
- C 内服を指導した
- D 保湿効果があると言いカモミールの精油を販売

68 社団法人アロマ環境協会について正しいものを選べ

- A 民主的運営
- B 営利組織
- C インストラクター等の有資格者のみが入会できる
- D 脱会しても資格は継続できる

69 AEAJのアロマテラピーの定義について正しいものを選べ

- A 身体と精神の恒常性維持と促進を図る
- B 医療行為である
- C ホリスティックの観点から行う治療法である
- D リラクセーションのみに役立てる事が出来る

70 インストラクターの行為として法に触れないものを選べ

A 風邪薬として精油を販売
B 入浴剤として精油を販売
C リラックスのために精油を販売
D 治療用として精油を販売

選択模擬テスト⑦／解答

	解答	解説（キーワード）		解答	解説（キーワード）
1	E		34	L	
2	G		35	B	A. 体性神経は脳神経と脊髄神経。C. 脊髄神経は隋意的。D. 脳神経は本ではなく 12 対。
3	H		36	C	
4	B	ディオスコリデス＝「医学典範（カノン）」。神農本草経＝著者不明。	37	D	
5	A		38	A	B. グルカゴンは血糖値を上げる。C. サイロキシン（甲状腺）基礎・成長・神経系・利尿・排泄の促進。D. パラソルモン（副甲状腺）は骨の融解を助け、血清のカルシウム濃度を上げる。
6	A	B. 修道院の僧がハンガリー王妃エリザベート1世に献上した。C. シチリア王が医師免許を。D. 合成香料は 19 世紀。	39	B	
7	E		40	K	
8	F		41	G	
9	L		42	C	
10	B	パチュリ・メリッサ・ベチバー、全て水蒸気蒸留。	43	C	
11	B		44	A	
12	C	ミカン科の蒸留は圧搾法。	45	C	血管は真皮まで。
13	D	A. cis ジャスモン＝ケトン類。B. シトラール＝アルデヒド類。C. ゲラニオール＝アルコール類	46	D	
14	B	1,8 シネオール＝オキサイド類	47	H	
15	B		48	C	
16	D	A. オキサイド類 -O-。B. 炭化水素は炭素と水素からなる。C. モノテルペン炭化水素＝炭素の数 10 個	49	A	
			50	C	
17	A		51	C	
18	B	加水分解は、水の付加反応によって、一部またはすべての結合が切断される反応。	52	C	
19	A		53	B	
20	C	赤みがかって、濃厚な香りで持続性があるのは、ローズアブソリュート。	54	K	
			55	I	
21	J		56	I	
22	A	ローマンは多年草。両方とも水蒸気蒸留法。カマズレンを含有しているが特徴成分として挙げられているのはジャーマン。	57	F	
			58	C	
23	A	B. パチュリ - シソ科 - 葉。C. ゼラニウム - フウロソウ科 - 葉。D. メリッサ - シソ科 - 葉。	59	D	
24	C		60	A	
25	C	A. リノール酸は不飽和脂肪酸。B. 二重結合が多いほど不安定。D. ホホバ油は植物ロウ。	61	B	精神的なストレスが身体に対しても疾患を引き起こすことがあります。
26	A	B. 無水エタノールは揮発性が高く消毒力が低い。C. グリセリンは油脂のグリセリドから加水分解して得られる。D. 化粧水は軟水が向く。	62	A	
			63	C	
27	A	ココナッツ油は植物脂。常温で固体。	64	B	
28	C	メキシコやアメリカ南部の砂漠に自生。	65	D	
29	B	DNA は二重らせん構造。常染色体は 44 本（22 対）。性染色体 2 本（1 対）（男性は XY。女性は XX）。	66	C	湿布は肌に長く密着するので、火傷しないように温度や時間に注意。1〜3 滴が適当とされている。異常な時はすぐに中止し、大量の水で洗い流す。
30	F		67	B	
31	K		68	A	
32	D		69	A	
33	G		70	C	

改正後の出口調査分析による 選択模擬テスト ⑧

70問・80分　　　解答は187ページ

歴史

1〜3 イブン・シーナー について、空欄（　　）に入る語句を下記A〜Lから選びなさい

1. (　　　　　)　2. (　　　　　)　3. (　　　　　)

980-1037年。ペルシアに生まれた（　1　）を代表する哲学者、医学者です。医学をはじめ、錬金術、イスラム神学、政治学、軍事学、教育学の分野や、詩集など幅広い著書があります。幼少時から天才性を発揮し、18歳頃にアリストテレス哲学を修得し、後に「現存するものはすべて必然的である」という存在論を示しました。1020年頃、ローマ・ギリシア・アラビア医学という当時の医学体系の集大成（　2　）を著しました。蒸留法により（　3　）を製造し、医学に応用したことでも知られています。

A 芳香蒸留水、B ギリシャ、C ローマ、D アラビア、
E『アロマテラピー』、F フラワーウォーター、G『新植物誌』、
H『芳香療法・理論と実際』、I 精油、J アブソリュート、K アジア、
L『医学典範（カノン）』

4 蒸留法の確立に関係深かったものを選べ

A　サレルノ医科大学
B　ホリスティック医学
C　錬金術
D　アーユルベーダ

5 正しいものを選べ

A　シャーリー・プライスはコールドクリームを作った
B　ガッティーはスキンケアに精油を用いた
C　カヨラは精油を使ったトリートメントをした
D　ジャン・バルネはイタリアの医師である

6 マルグリット・モーリーについて正しいものを選べ

A　シデスコ賞を受賞した
B　インドシナ戦争に従軍した
C　芳香蒸留水を使った
D　薬理作用の研究を行った

精油学総論

7〜9 精油製造法の圧搾法について、空欄（　　）に入る語句を下記A〜Lから選びなさい

7.（　　　　）　8.（　　　　）　9.（　　　　）

　主に柑橘類の果皮から精油を製造するときに用いる方法です。ローラーなどの機械で原料を圧搾し、遠心分離機で分離して、（　7　）で精油を得ます。このように熱を加えずに果皮を圧搾して精油を得る方法をコールドプレス（CP）といい、加熱処理を行わないため、より自然な香りを取り出すことができます。ただし、（　8　）の一部などの変質しやすい成分や、原料植物の搾りかすのような（　9　）も含まれてしまうため成分変化が早く起こります。

> A 室温、B 冷却、C テルペン類、D 不純物、E アルコール類、
> F 果皮、G アルデヒド類、H 線維、I 常温、J エステル類、
> K 固形物、L 低温

10 精油の製造法について正しいものを選べ

A　冷浸法は常温で行う
B　超臨界抽出法には水素を使用する
C　有機溶剤抽出法には石油エタノールを使う
D　水蒸気蒸留法では、ある成分だけを分別蒸留できない

11 正しいものを選べ

- A 花からオレオレジンができる
- B 根茎からポマードができる
- C 柑橘類からコンクリートができる
- D 樹脂からレジノイドができる

12 正しい組み合わせを選べ

- A カンファー = ケトン類
- B チモール = アルコール類
- C 1,8-シネオール = アルコール類
- D α-ピネン = セスキテルペン類

13 正しいものを選べ

- A フェノール類 ― カルボニル基が付く
- B アルデヒド類 ― 水酸基が付く
- C セスキテルペン類 ― 炭素が15個
- D ケトン類 ― ベンゼン環を持つ

14 正しいものを選べ

- A 光感作はアレルギーである
- B 経口毒性は経皮毒性よりも LD50値が高い
- C 50値が高いと毒性が強い
- D 経皮毒性とは皮膚に炎症を起こすことである

15 間違ったものを選べ

- A 炭化水素とは炭素と水素で構成される有機化合物
- B 主要成分は精油の香りや性質を特徴づける
- C 植物にとって芳香物質はホルモンのような役割
- D 光合成は植物にとっての一次代謝である

16 精油について正しいものを選べ

- A エチルアルコールに溶解する
- B 単一の成分でできている
- C 産地が違っても成分は一緒
- D 主成分はトリグリセリドである

17 精油について正しいものを選べ

A 有機化合物
B エチルアルコールを含む
C 比重が全て 1.0 以上である
D 学名が同じであれば全て同一成分である

18 精油製造法について正しいものを選べ

A 水蒸気蒸留法は芳香植物そのものの香りを得ることができる
B ハイドロゾルは水蒸気蒸留法で得られる
C アンフルラージュは冷やした脂に芳香成分を吸着させる方法である
D 液化ガスの n-ヘキサンを用いて精油を抽出するのは超臨界流体抽出法である

精油学各論

19～21 カモミールについて、空欄（　　）に入る語句を下記A～Lから選びなさい

19.（　　　　　）　20.（　　　　　）　21.（　　　　　）

　カモミール・ジャーマンは一年草で、特徴成分はカマズレンです。カモミール・ローマンは多年草で、特徴成分は（　19　）です。カモミール・ジャーマンはハーブティーとして世界中でもっとも親しまれています。カマズレンを多く含み、優れた抗アレルギー、抗ヒスタミン、（　20　）をもちます。一方カモミール・ローマンは、（　21　）香りをもち、植えると周りにある病気の植物が生き返るといわれています。この精油は甘くやさしい香りで、心を穏やかにしてストレスや緊張を和らげて、身体のバランスを整えます。

A アンゲリカ酸エステル類、B ビザボロール誘導体、
C メロンのような、D リラックス作用、E みかんのような、
F 抗酸化作用、G 抗炎症作用、H リンゴのような、I 桃のような、
J ビザボレン誘導体、K 酢酸リナリル、L 抗ウイルス作用

22 オレンジ・スイートに含まれる成分を選べ

- A 酢酸リナリル
- B カマズレン
- C リモネン
- D カルバクロール

23 正しい組み合わせを選べ

- A ラベンダー ＝ シソ科 ＝ 花 ＝ 水蒸気蒸留法
- B ジャスミン ＝ フウロソウ科 ＝ 花 ＝ 揮発性有機溶剤抽出法
- C サイプレス ＝ ヒノキ科 ＝ 液果 ＝ 水蒸気蒸留法
- D イランイラン ＝ バンレイシ科 ＝ 花 ＝ 水蒸気蒸留法

24 レモングラスとベチバーの共通点を選べ

- A イネ科
- B 葉から抽出
- C ベチベロールが含まれる
- D トップノートの香り

25 ブラックペッパーの主要成分でないものを選べ

- A α-ピネン
- B バニリン
- C β-カリオフィレン
- D リモネン

基材論

26〜28 オイルの皮膚への浸透と吸収について空欄（　　）に入る語句を下記A〜Lから選びなさい

26.（　　　　　）　27.（　　　　　）　28.（　　　　　）

　アロマテラピーにおいては、浸透とは、皮膚に付いた精油成分やキャリアオイルが（　26　）や真皮の一部に到達することを示します。浸透した成分は、（　27　）に作用し、大きな分子以外は体内に吸収されます。

　一方、吸収とは、精油成分が（　28　）から入ることを表します。吸収経路には、皮膚、粘膜、呼吸器、消化器があります。ただしAEAJでは消化器からの吸収は推奨していません。

> A 毛細血管、B 基底層、C 部分的、D 全身的、E 皮下組織、
> F 全体的、G 局所的、H 動脈、I 皮脂膜、J 表皮、K リンパ管、
> L 口腔

29 パルミトレイン酸を最も多く含むものを選べ

　A　マカデミアナッツ油
　B　ホホバ油
　C　ココナッツ油
　D　アボガド油

30 オレイン酸を最も多く含むキャリアオイル選べ

　A　セサミ油
　B　月見草油
　C　植物性スクワラン
　D　オリーブ油

31 グレープシードオイルの特徴について正しいものを選べ

　A　種子を圧搾
　B　色が赤い
　C　酸化しにくい
　D　10℃以下の温度で固まる

32 基材について正しい組み合わせを選べ

A　はちみつ = 収斂作用
B　クレイ = 吸着作用
C　天然塩 = 保湿
D　グリセリン = 美白

解剖生理学

33 細胞小器官について誤った組み合わせを選べ

A　ゴルジ装置 = 不要物分解
B　ミトコンドリア = エネルギー源のATP合成
C　リボソーム = タンパク質の合成
D　中心体 = 染色体の移動に関与

34 交感神経が優位なときの反応について誤った組み合わせを選べ

A　瞳孔 = 散大
B　唾液 = 多量で薄い
C　気道 = 拡張
D　尿 = 蓄尿

35 脳神経について誤った組み合わせを選べ

A　嗅神経（知覚）= においの感覚を嗅球に伝える
B　視神経（知覚）= 眼球を動かす、まぶたを開く
C　三叉神経（混合）= 脳神経の中で最大
D　迷走神経（混合）= 脳神経の中でもっとも広い範囲に分布する

36 副交感神経の反応について正しいものを選べ

A　瞳孔 ― 散大
B　末梢血管 ― 収縮
C　胃 ― 運動促進
D　消化液 ― 抑制

37～39 ホルモンについて、空欄（　）に入る語句を下記A～Lから選びなさい

37.（　　　　）　38.（　　　　）　39.（　　　　）

内分泌腺から分泌される（　37　）の一種で、身体のさまざまな生理状態を調節する物質です。外分泌と違い専用の導管を持たず、（　38　）に放出されたホルモンは、目的とする（　39　）へ運ばれ、受容体のある標的細胞にのみ特異的に結合して作用します。分泌量が微量で、ビタミンに似て触媒的な働きをします。そして、その作用は大きく、ビタミンとは違い体内で作ることができます。

> A 科学伝達物質、B 血液中、C 科学物質、D 化学物質、E 専用の導管、F 組織、G 細胞、H 標的器官、I 臓器、J 内臓、K 血管、L 器官

40　女性ホルモンについて正しいものを選べ

A　エストロゲンはコレステロールを増やす
B　黄体形成ホルモンは排卵を促進させる
C　プロゲステロンは子宮内膜を減少させる
D　卵胞刺激ホルモンは視床下部から放出される

41～43 非特異的防御機構について、空欄（　）に入る語句を下記A～Lから選びなさい

41.（　　　　）　42.（　　　　）　43.（　　　　）

一般的な異物の侵入に対して、（　41　）に阻止、排除しようとする体の働きです。初期段階で働く防御機構であり、（　42　）や粘膜による生体表面の防壁防御や（　43　）やマクロファージによる食作用などが含まれます。

> A 無差別、B 特別な異物、C 特定、D 皮膚、E 表皮、F 好中球、G 皮脂膜、H 白血球、I キラーT細胞、J T細胞、K 粘液、L 特異的

44 免疫グロブリンを作るものを選べ

A 顆粒球
B 形質細胞
C T細胞
D 単球

45〜46 嗅覚図の（　　　）の名称を下記A〜Lから選べ

45.（　　　　　）　46.（　　　　　）

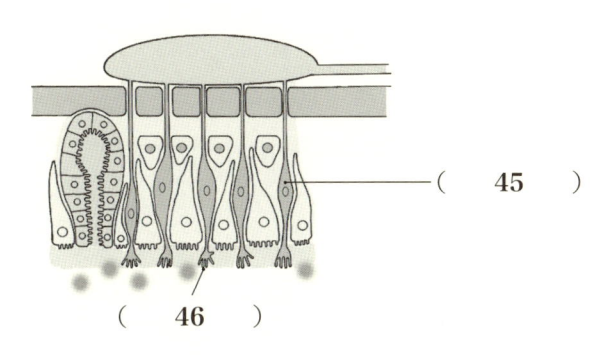

（　45　）

（　46　）

A 嗅毛、B 支持細胞、C 第5脳神経、D 嗅神経、E 嗅索、F 篩骨、
G 嗅覚野、H ボーマン腺、I 嗅細胞、J 嗅球、K 嗅腺、L 鼻中隔

47 大脳の直下にある嗅覚器はどれかを選べ

A 嗅細胞
B 大脳嗅覚野
C 嗅球
D 嗅毛

48 精油の伝達経路について正しいものを選べ

A 嗅粘膜 → 嗅毛 → 嗅神経 → 嗅細胞 → 嗅球 → 嗅索 → 嗅覚野
B 嗅粘膜 → 嗅毛 → 嗅細胞 → 嗅神経 → 嗅球 → 嗅索 → 嗅覚野
C 嗅上皮 → 嗅細胞 → 嗅毛 → 嗅神経 → 嗅球 → 嗅索 → 嗅覚野
D 嗅上皮 → 嗅神経 → 嗅毛 → 嗅細胞 → 嗅球 → 嗅索 → 嗅脳

49～50 脳の図（　）に入る名称を下記A～Lから選べ

49.（　　　　　）　50.（　　　　　　）

(49)
(50)

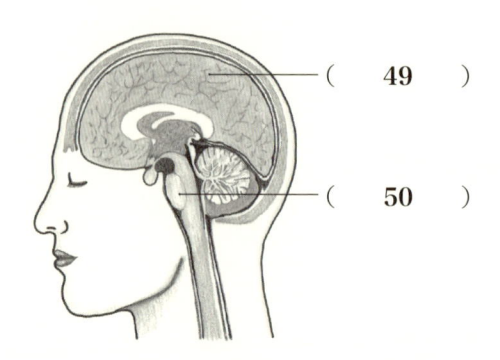

A 脳梁、B 大脳、C 中脳、D 脊髄、E 視床下部、F 篩骨、G 松果体、H 延髄　I 橋、J 視床、K 大脳辺縁系、L 下垂体

51 角質細胞について正しいものを選べ

A　知覚神経がある
B　角質細胞に核はある
C　疎水性である
D　静脈がある

52 真皮について正しくないものを選べ

A　血管が多く走行する
B　表皮より薄い
C　知覚神経が走行する
D　網状層は膠原繊維が90%を占める

健康学

53 ビタミン欠乏によって起きる症状について正しい組み合せを選べ

A　葉酸 = 悪性貧血
B　ビタミンD = ペラグラ
C　ビタミンB_1 = 夜盲症
D　ナイアシン = 口内炎

54 有酸素運動を続けると上昇するものはどれか

A　総コレストロール
B　最高血圧
C　中性脂質
D　HDL

55 レム睡眠について正しいものを選べ

A　覚醒させるのが困難
B　夢を見ていることが多い
C　骨格筋が緊張する
D　大脳の休息

56〜58 HDLとLDLについて、空欄（　　）に入る語句を下記A〜Lから選びなさい

56.（　　　　　）　57.（　　　　　）　58.（　　　　　）

　コレステロールや（　56　）（トリグリセリド）などの脂質は、血液中ではタンパク質と結びついた（　57　）という形で運搬されています。この脂質を運ぶ（　57　）にはHDL、LDLなどがあります。
　肝臓からコレステロールを全身の細胞に運ぶのが悪玉コレステロールと呼ばれるLDL、逆に全身の細胞から不要なコレステロールを肝臓に戻すのが善玉コレステロールと呼ばれるHDLです。両者のバランスが一定に保たれていれば問題ありませんが、LDLが増えると、（　58　）の原因となります。

A タンパク、B 動脈硬化、C 骨折、D 中性脂肪、E 膠原病、
F 肥満細胞、G 脂肪、H 痩せてしまう体質、I リウマチ、
J リポタンパク、K 中性タンパク質、L 炭水化物

59〜61 女性の健康「月経痛」について、空欄（　）に入る語句を下記A〜Lから選びなさい

59.（　　　　　）　60.（　　　　　）　61.（　　　　　）

月経に伴って起こる下腹痛、腰痛です。一般に月経時には、（　59　）によって（　60　）や血液を出するため軽度の痛みが生じます。周期性の痛みで経血量の多い場合、子宮筋腫などがある場合には（　61　）の痛みに嘔吐などを伴うこともあります。日常生活に支障が出るほどの特にひどい月経痛を月経困難症と呼びます。

A 内膜癒着、B 子宮収縮、C 子宮痙攣、D 内膜組織、E 基底層、
F 表皮組織、G 子宮筋弛緩、H 癒着性、I 痙攣性、J 黄体、
K 卵胞組織、L 黄体

タッチング論

62 タッチングの目的として間違っているものを選べ

A　心身の恒常性の維持と促進
B　リラクゼーション
C　「触れ合い」という人間の本能的欲求の充足
D　医療類似行為として心身の不調を改善

ボランティア論

63 ボランティアとして正しいものを選べ

A　する側とされる側には上下関係がある
B　語源は「有志」
C　公平性が求められる
D　有償の場合ボランティアとは言わない

メンタルヘルス

64 ストレスが原因の症状はどれか選べ

- A 過敏症腸症候群
- B アレルギー性胃腸炎
- C 牛乳不耐症
- D 感染性

ホスピタリティとコミュニケーション

65 ホスピタリティについて誤りを選べ

- A 自分も大切だが、多少の犠牲を払い、相手を受け入れる
- B 人やものごとに対して心を込めてもてなす態度などを表す言葉
- C 相手と向き合うなかで湧き上がってくる、思いやりや配慮など自然の行為
- D 一人一人に寄り添う気持ちで相手の立場に立って考え、相手と自分の違いを受け入れる

66 コミュニケーションするうえでふさわしくないものを選べ

- A 相互尊重
- B 自己責任
- C 感情的にならない
- D 攻撃的になる

アロマテラピー利用法

67 沐浴法で誤りを選べ

- A 寝る前に38℃位のぬるめの湯にゆっくり浸かった
- B 朝、42℃の熱めの湯に短時間浸かった
- C 湯の中で体を動かすと筋肉が適度に刺激されマッサージ効果がある
- D 半身浴は特に循環器に負担がかかるので勧められない

68 やってはいけないことを選べ

A 冷え症なので沐浴後、ローズマリーを1％加えたオイルでトリートメントした
B 喉が痛かったのでティートリーで蒸気吸入をした
C 目覚めのために熱い湯にユーカリを3滴たらして沐浴した
D 眠気覚ましのため、こめかみにペパーミントを1滴塗った

アロマテラピー教育

69 インストラクターとして正しいものを選べ

A 不眠に良いバスオイルのレシピを教えた
B 風邪薬を作って販売した
C 認定教室以外では講座を開いてはいけない
D アロマテラピーの効果を説明し、病院に行くのを思い止まらせた

70 化粧品の分割販売について間違ったものを選べ

A 消費者の求めがあってから容器に分割して販売
B 化粧品の製造業の許可が必要
C 環境保護や資源の有効利用に役立つ
D 内容物等の表記や衛生面での配慮が必要

選択模擬テスト⑧／解答

	解答	解説（キーワード）		解答	解説（キーワード）
1	D		35	B	B. 視覚。眼球を動かす、まぶたを開く＝動眼神経
2	L				
3	A		36	C	A. 瞳孔＝収縮。B. 末梢血管＝拡張。D. 消化液＝増加。
4	C				
5	B	A. アロマテラピースクールを開設。C. 精油の治療効果と神経系への作用、スキンケアへの応用。D. フランスの軍医。	37	D	
			38	B	
			39	H	
6	A		40	B	A. 減らす。C. 増殖する。D. 下垂体前葉
7	I		41	A	
8	C		42	D	
9	D		43	F	
10	A	B. 二酸化炭素など使用する。C. 石油エーテル、n-ヘキサンなどを使う。D. 沸点の違いで分別蒸留できる。	44	B	B. 抗体産生細胞で、免疫グロブリンを産生するB細胞がもっとも分化した物。
			45	I	
11	D	A. 花＝コンクリート。B. 根茎＝レジノイド。	46	A	
12	A	A. カンファー（別名ボルネオン）B. フェノール類。C. オキサイド類。D. モノテルペン類。	47	C	
			48	B	
13	C	A. ベンゼン環に -OH。B. アルデヒド基 (-CHO)。D. カルボニール基 (>C=O)	49	B	
			50	I	
14	A	B. LD50 値が低い。C. 毒性が低い。D. 経口毒性と同じ肝臓や腎臓に重大な影響。皮膚に炎症が出るのは皮膚刺激。	51	C	A. 知覚神経は有棘層まで。B. 細胞は角質層に達し、核を無くし剥がれ落ちる。D. 血管は真皮まで。
15	B	B. 主要成分でなく特徴成分。	52	B	真皮の方が表皮より厚い。表皮の厚さはおよそ0.06～0.2mm。真皮は手のひらや足底は2～3mm。眼瞼は薄く0.3mm程。
16	A				
17	A	C. ほとんどが1.0以下。			
18	B	A. 超臨界流体抽出法のこと。B. ハイドロゾルは芳香蒸留水のこと。C. 常温の脂です。D. 揮発性有機溶剤抽出法	53	A	VD - くる病、骨粗鬆症など。VB1- 脚気など。ナイアシン-ペラグラなど。夜盲症は VA、口内炎は VB6 の欠乏。
19	A		54	D	
20	G		55	B	
21	H		56	D	
22	C		57	J	
23	D	A. ラベンダー - シソ科 - 花・葉 - 水蒸気蒸留法 B. ジャスミン - モクセイ科 - 花 - 揮発性有機溶剤抽出法　C. サイプレス - ヒノキ科 - 葉・果実 - 水蒸気蒸留法	58	B	
			59	B	
			60	D	
24	A		61	I	
25	B		62	D	
26	J		63	B	
27	G		64	A	
28	A		65	A	
29	A		66	D	
30	D		67	D	D. 全身浴でないので、循環器系にはあまり負担がかからない。
31	A				
32	B		68	D	
33	A	A. 分泌性タンパク質をまとめて必要箇所に送り出す。	69	A	
34	B	B. 唾液＝少量の濃い液。	70	B	分割販売は消費者の求めに応じその都度移し替えることは良い。×小分け販売はあらかじめ充填しておくこと。

Part 3

改正後の出口調査分析による

〇×問題

問題1〜問題9

ゼラニウム

○×問題 1 〈精油学総論〉

解答 194ページ

1. 精油は主に炭素、水素、酸素などによって構成された水溶性の有機化合物である。
2. 精油は発火性があるので、火気のそばに置かない方が良い。
3. 原料となる植物の産地が同じであれば、精油の成分比率は常に一定である。
4. 精油は、植物が光合成によって生成する二次代謝産物である。
5. 精油の学名は、C・リンネが提唱し、世界共通の植物名である。
6. 精油の学名は、科名と属名で構成されている。
7. ラベンダーの精油が採れるのは、*Lavandula officinalis* と *Lavandula angustifolia* である。
8. 精油は植物にとって生理上の老廃物である事も考えられる。
9. 植物が有害な虫を寄せ付けないようにする働きを忌避作用という。
10. 精油は数種類の成分からなる有機化合物である。
11. 精油は天然のものなので、毒性を示す成分は含まれない。
12. パッチテスト中に異常を感じた場合は、その時点で大量の水で洗い流す。
13. AEAJでは、精油を身体に塗布する場合はキャリアオイルで1％以下に希釈することをすすめている
14. 精油の使用量は3歳以上であれば成人と同量で行なうのが望ましい。
15. 精油を誤飲してしまった場合には無理に吐かせず、医師の診察を受ける
16. 嗅覚刺激は　嗅上皮 → 嗅粘膜 → 嗅毛 → 嗅細胞 → 嗅神経 → 嗅球 → 嗅索 → 大脳辺縁系と伝わる
17. 油脂吸着法はポマードから脂肪分などを除去してアブソリュートを得る方法である。
18. 超臨界流体抽出法は二酸化炭素を媒体として、低温で芳香物質を抽出する方法である。

19	溶剤抽出法の過程で得られる花蝋と精油を含む固形物のことをコンクリートという。
20	一般的に精油の比重は1以下と考えられる
21	精油は引火性がある。
22	精油には揮発性があるが、揮発とは固体が気化することである。
23	カルバクロールはアルコール類である。
24	スクラレオールはジテルペンアルコール類である。
25	オイゲノールはアルコール類である。
26	1,8-シネオールはアルコール類である。
27	リモネンはモノテルペン類である。
28	テルピネン-4-オールはアルコール類である。
29	リナロールはエステル類である。
30	シトロネラールはテルペン系アルコール類である。
31	シトラールはテルペン系アルデヒド類である。
32	シトロネロールはフェノール類である。
33	カンファーはケトン類である。
34	ジュニパーベリーの主成分はモノテルペンである。
35	ユーカリの主成分はモノテルペンである。
36	サイプレスの主成分はモノテルペンである。
37	ゼラニウムの主成分はモノテルペンである。
38	光毒性成分のベルガプテンはラクトン類である。
39	グレープフルーツの特徴成分・ヌートカトンはケトン類である。
40	ケトン類は去痰作用に優れているが、毒性を示す物が多い。
41	テルペン類の分子式の基本はイソプレン骨格＝$(C_5H_8)n$である。
42	テルペン類はクエンチング効果がある。
43	テルペン類は（−CHO）基を持つ。

44	芳香成分の含有量および比率が常に一定でない精油を偽和された精油と呼ぶ。
45	分別蒸留により成分調整された精油はピュアナチュラルとはいえない。
46	有機栽培・無農薬栽培の精油のことをネイチャーアイデンティカルな精油と呼ぶ。
47	ジャーマン・カモミール精油はローマン・カモミール精油のケモタイプである。
48	脱フロクマリン処理はリモネンを除去し精油の劣化を抑えるために行なわれる成分調整である。
49	精油は遮光性のプラスチック容器に入れて冷暗所に保管するのが望ましい。
50	ある特定の成分がもたらす毒性や刺激性を他の成分が和らげることをクエンチング効果という。
51	精油の成分同士が作用を強化しあうことを相乗効果またはプラシーボ効果という。
52	同一精油において、経口毒性より経皮毒性の方がLD50値は高い。
53	去痰作用のある1,8-シネオールはユーカリよりティートリーにより多く含まれる。
54	光毒性と皮膚刺激などのトラブルが重なることを交差感作という。
55	精油を誤飲した場合はうがいをさせた後、大量の水を飲ませる。
56	既往症があり、治療中の人にはいかなる場合もアロマトリートメントをするべきではない。
57	妊婦に役立つアロマテラピーも沢山ある。
58	皮膚刺激とは免疫反応に基づくアレルギー反応である。
59	精油には通経作用を持つものや、過去に堕胎薬として使用されていたものがある。
60	光毒性を示す成分の代表的なものにはベルガプテンなどがある。
61	モイスチャー作用とは、皮膚に潤いを与え乾燥を防ぐ作用である。
62	エンハンサー作用とは、皮膚をやわらかくする作用である。
63	エモリエント作用とは、皮膚を引き締める作用である。

○×問題1〈精油学総論〉

64　アストリンゼント作用とは、皮膚をやわらかくする作用である。

65　引赤作用とは、血流量を増大し局所を温める作用である。

66　駆風作用とは、風邪を追い払う作用である。

67　緩下作用とは、穏やかに排便を促す作用である。

68　トニック作用とは、強壮作用のことである。

69　AEAJのインストラクターは、自己の判断でアロマテラピーの知識や方法を教えられる能力と資質を必要とする。

70　アロマテラピーは自然療法と東洋医学の両者の成果に基づいたものである。

71　日本では精油は医薬部外品として扱われる。

72　店頭で「ローズマリーの精油をお風呂に2〜3滴たらして入浴剤として使って下さい」と説明することは、法規に触れない。

73　店頭でマッサージオイルをブレンドし販売することは、法規に触れない。

74　友人に精油を使ってハンドクリームを作り、無償でプレゼントをすることは、法規に触れない。

75　精油の売り場で「よく眠れない」と言う顧客に「ラベンダーは不眠症に効果があります」と説明して売った。

解答／○×問題 1〈精油学総論〉 (アンダーラインが正解)

1	×	精油は主に<u>炭素、水素、酸素</u>などによって構成された脂溶性の有機化合物である。
2	×	精油は<u>引火性</u>があるので、火気のそばに置かない方が良い。
3	×	(注)天然のものは、気候・収穫時期などで成分変動する。
4	○	
5	○	
6	×	精油の学名は、<u>属名と種小名</u>で構成されている。
7	○	
8	○	
9	○	
10	×	精油は<u>100前後〜数百</u>の成分からなる有機化合物である。
11	×	<u>毒性を示す物も有る</u>。
12	○	
13	○	
14	×	(注)子供は大人の半分以下、3歳児は成人の$1/10$程度から始める。
15	○	
16	○	
17	○	
18	○	
19	○	
20	○	
21	○	
22	×	精油には揮発性があるが、揮発とは<u>液体</u>が気化することである。(注)固体の気化＝昇華
23	×	カルバクロールは<u>フェノール</u>である。
24	○	
25	×	オイゲノールは<u>フェノール</u>である。
26	×	1,8-シネオールは<u>オキサイド</u>である。
27	○	
28	○	
29	×	リナロールは<u>アルコール類</u>である。
30	×	シトロネラールは<u>アルデヒド類</u>である。

解答／○×問題 1 〈精油学総論〉　　　　　（アンダーラインが正解）

31	○	
32	×	シトロネロールは<u>アルコール</u>である。
33	○	
34	○	
35	×	ユーカリの主成分は<u>オキサイド類</u>である。（注）1,8-シネオール（約65％）
36	○	
37	×	ゼラニウムの主成分は<u>アルコール類</u>である。（注）シトロネロール（約43％）
38	○	
39	○	
40	○	
41	○	
42	○	
43	×	<u>アルデヒド類</u>は（−CHO）基を持つ。
44	×	（注）「偽和」は人為的加工を加え、精油と偽ること。
45	○	
46	×	有機栽培・無農薬栽培の精油のことを<u>オーガニック</u>な精油と呼ぶ。
47	×	（注）「ケモタイプ」は学名が同じで含有成分が著しく異なる精油。
48	×	脱フロクマリン処理は光毒性を<u>回避する</u>ために行なわれる成分調整である。
49	×	精油は遮光性の<u>ガラス</u>容器に入れて冷暗所に保管するのが望ましい。
50	○	
51	×	精油の成分同士が作用を強化しあうことを相乗効果または<u>シナジー効果</u>という。
52	○	
53	×	ユーカリ（約65％）ティートリー（約4〜5％）
54	×	交差感作＝似た物質によって起こす<u>アレルギー</u>
55	×	精油を誤飲した場合はうがいをさせた後、<u>水は飲み込ませず</u>、<u>医師に診せる</u>。
56	×	既往症があり、治療中の人にも<u>医師の許可をもらう</u>などの配慮があれば<u>アロマトリートメントをすることができる</u>。
57	○	
58	×	（注）皮膚刺激の反応は免疫系の反応ではない。
59	○	

解答／○×問題 1 〈精油学総論〉　　　（アンダーラインが正解）

60	○	
61	○	
62	×	エンハンサー作用とは、<u>組織に張りを与え、引き締める</u>作用である。
63	×	エモリエント作用とは、<u>皮膚をやわらかくする</u>作用である。
64	×	アストリンゼント作用とは、<u>皮膚を引き締める</u>作用である。
65	○	
66	×	駆風作用とは、<u>腸内の排ガスを促す</u>作用である。
67	○	
68	○	
69	×	AEAJ のインストラクターは、<u>AEAJ の定義に基づいて</u>アロマテラピーの知識や方法を教えられる能力と資質を必要とする。
70	×	アロマテラピーは自然療法と<u>現代医学、西洋医学</u>の両者の成果に基づいたものである。
71	×	日本では精油は<u>雑貨</u>として扱われる。
72	×	店頭で「ローズマリーの精油をお風呂に 2 〜 3 滴たらして<u>入浴に使って下さい</u>」と説明することは、法規に触れない。
73	×	自分でブレンドしたものは店頭で販売できない。
74	○	
75	×	（注）「症」は薬事法、医師法に抵触

○×問題2 〈精油学各論〉 解答 201ページ

1 *Eucalyptus globulus* と *Melaleuca alternifolia* は、共に主産地はオーストラリアで、科名はフトモモ科である。

2 *Eucalyptus globules* と *Melaleuca alternifolia* に含まれる最も多い成分は、共にテルピネン-4-オールである。

3 レモングラス・メリッサに共通するレモンの香りの主要成分は、ゲラニオールである。

4 *Vetiveria zizanioides* は、シソ科のハーブである。

5 *Salvia sclarea* と *Origanum majorana* は、シソ科のハーブである。

6 ベチバーはレモングラスと同じ科の植物で、葉から水蒸気蒸留法で抽出される。

7 *Salvia sclarea* の主要成分は、酢酸リナリルである。

8 クラリセージの精油の抽出部位は、花と葉である。

9 パチュリの学名は、*Cymbopogon citratus* である。

10 パチュリの主な産地は、地中海沿岸である。

11 パチュリの主成分の一つは、スクラレオールである。

12 オレンジ・スイートの学名は、*Citrus aurantium* である。

13 ゼラニウムの学名は、*Pelargonium graveolens* である。

14 カモミール・ローマンの学名は、*Anthemis nobilis* で、カモミール・ジャーマンの学名は、*Matricaria chamomilla* である。

15 *Cananga odorata* は、バンレイシ科の植物である。

16 *Rosa centifolia* は、バラ科の植物である。

17 *Pelargonium odoratissimum* は、シソ科の植物である。

18 *Citrus bergamia* は、ミカン科の植物である。

19 主要成分にリモネン、リナロール、酢酸リナリル、ベルガプテンの4つ全てを含む精油は、オレンジ・スイートである。

20　ジャスミンは、モクセイ科の植物で精油の抽出方法は、水蒸気蒸留法である。

21　ジャスミンの主要成分の一つは、酢酸ベンジルである。

22　cis-ジャスモンはモノテルペン類である。

23　ローズアブソリュートの方が、ローズ・オットーよりフェニルエチルアルコールの含有量が多い

24　ローズアブソリュートの主産地は、ブルガリア、モロッコ、トルコ、フランスである。

25　ローズアブソリュートは、低温で固まる性質を持っている。

26　ローズアブソリュートの主成分の一つにアルコール類のシトロネロールがある。

27　ローズオットーの抽出方法は溶剤抽出法である。

28　ネロリとグレープフルーツは、同じ科の植物である。

29　ミルラとベンゾインは、同じ科の植物である。

30　ジュニパーとサイプレスは、同じ科の植物である。

31　ブラックペッパーの学名は *Mentha piperita* である。

32　フランキンセンスの学名は *Boswellia carterii* である。

33　サイプレスの学名は *Cupressus sempervirens* である。

34　*Styrax tonkinensis* の別名はオリバナムと言う。

35　ミルラの別名はマーと言う。

36　サイプレスの精油の抽出部分は樹皮である。

37　サンダルウッドの精油の抽出部分は樹脂である。

38　サンダルウッドの学名は *Santalum album* で、ビャクダン科の植物である。

39　サンダルウッド・インドの主な産地は、インド、インドネシアである。

40　サンダルウッド・インドの主要成分は、アルコール類のサンタロールである。

41　サンダルウッドの精油は樹齢10年位のものから抽出する。

42　サンダルウッドの精油は溶剤抽出法で抽出する。

43 組み合わせは正しいか
Citrus bergamia ― 酢酸リナリル ― 光毒性なし ― 鎮静作用。

44 組み合わせは正しいか
Citrus sinensis ― イタリア ― シトラール ― 冷却作用。

45 組み合わせは正しいか
Citrus paradisi ― アメリカ ― フロクマリン類 ― ダイエット。

46 組み合わせは正しいか
Citrus limon ― ベースノート ― リモネン ― 浄血作用。

47 *Citrus paradisi* の主要成分はシトロネラールである。

48 *Citrus sinensis* の主要成分はシトロネラールである。

49 *Citrus bergamia* の主要成分はシトロネラールである。

50 *Pelargonium graveolens* の主要成分はシトロネラールである。

51 組み合わせは正しいか
Pelargonium graveolens ― 多年草 ― フランス ― メントン。

52 組み合わせは正しいか
Cananga odorata ― バンレイシ科 ― ハンガリー ―「花の中の花」。

53 組み合わせは正しいか
Jasminumn officinale ― モクセイ科 ― 酢酸ベンジル。

54 組み合わせは正しいか
Citrus aurantium ― ビターオレンジの葉 ― 光毒性なし。

55 *Matricaria chamomilla* は、一年草である。

56 *Matricaria chamomilla* の主要成分には、アンゲリカ酸エステル類がある。

57 組み合わせは正しいか
Cupressus sempervirens ― セイヨウネズ ― ヒノキ科 ― 死者を守る木。

58 組み合わせは正しいか
Styrax benzoin ― 安息香 ― バンレイシ科 ― 悪霊を追い払う。

59 組み合わせは正しいか
Juniperus communis ― ヒノキ科 ― ジン酒。

60 組み合わせは正しいか
Boswellia carterii ― オリバナム ― カンラン科 ― ボルネオール。

61 *Cupressus sempervirens* と *Juniperus communis* は、共に主要成分の中に α-ピネンを有し、科と抽出部位が同じである。

62 *Boswellia carterii* と *Commiphora myrrha* は、共に主要成分の中に α-ピネンを有し、科と抽出部位が同じである。

63 *Piper nigrum* と *Juniperus communis* は、共に主要成分の中に α-ピネンを有し、科と抽出部位が同じである。

64 組み合わせは正しいか
Piper nigrum ― コショウ科 ― 南インド ― ファルネセン。

65 組み合わせは正しいか
Commiphora abyssinica ― モクセイ科 ― 中東 ― クミンアルデヒド。

66 酢酸リナリルの含有率は、*Lavandula officinalis* よりも *Salvia sclarea* の方が多い。

67 *Eucalyptus globulus* より *Melaleuca alternifolia* の方が 1,8-シネオールの含有量が多い。

68 *Piper nigrum* は、作用がマイルドである。

解答／○×問題2〈精油学各論〉 (アンダーラインが正解)

1	○	
2	×	*Eucalyptus globulus* に含まれる最も多い成分は、<u>1,8-シネオール（オキサイド類）</u>である。
3	×	レモングラス・メリッサに共通するレモンの香りの主要成分は、<u>シトラール</u>である。
4	×	*Vetiveria zizanioides* は、<u>イネ科</u>のハーブである。（注）ベチバー
5	○	
6	×	ベチバーはレモングラスと同じ科の植物で、<u>根</u>から水蒸気蒸留法で抽出される。（注）イネ科
7	○	
8	○	
9	×	パチュリの学名は、<u>Pogostemon cablin, Pogostemon patchouli</u> である。（注）*Cymbopogon citratus* ＝ レモングラス
10	×	パチュリの主な産地は、<u>東南アジア</u>である。（注）インド、インドネシアなど。
11	×	パチュリの主要成分は、<u>パチュリアルコール、パチュレン</u>などである。
12	×	オレンジ・スイートの学名は、<u>Citrus sinensis</u> である。
13	○	
14	○	
15	○	
16	○	
17	×	*Pelargonium odoratissimum* は、<u>フウロソウ科</u>の植物である。（注）ゼラニウム
18	○	
19	×	主要成分にリモネン、リナロール、酢酸リナリル、ベルガプテンの４つ全てを含む精油は<u>ベルガモット</u>である。
20	×	ジャスミンは、モクセイ科の植物で精油の抽出方法は、<u>揮発性有機溶剤抽出法（アブソリュート）</u>である。
21	○	
22	×	cis-ジャスモンは<u>ケトン類</u>である。
23	○	
24	○	
25	×	ローズアブソリュートは、低温で固まる性質を<u>持っていない</u>。（注）オットーの性質。
26	○	
27	×	ローズオットーの抽出方法は<u>水蒸気蒸留法</u>である。

解答／○×問題2〈精油学各論〉　　（アンダーラインが正解）

28	○	
29	×	ミルラとベンゾインは、<u>違う科</u>の植物である。（注）カンラン科とエゴノキ科
30	○	
31	×	ブラックペッパーの学名は <u>*Piper nigrum*</u> である。（注）*Mentha piperita* ＝ペパーミント
32	○	
33	○	
34	×	*Styrax tonkinensis* の別名は<u>スタイラックス・安息香</u>と言う。 （注）オリバナム＝乳香＝フランキンセンス
35	○	
36	×	サイプレスの精油の抽出部分は<u>葉と果実</u>である。
37	×	サンダルウッドの精油の抽出部分は<u>心材</u>である。
38	○	
39	○	
40	○	
41	×	サンダルウッドの精油は<u>樹齢60～80年</u>程度のものから抽出する。
42	×	サンダルウッドの精油は<u>水蒸気蒸留法</u>で抽出する。
43	×	*Citrus bergamia* ― 酢酸リナリル ― 光毒性<u>あり</u> ― 鎮静作用。（注）ベルガモット
44	×	*Citrus sinensis* ― イタリア ― シトラール ― <u>加温</u>作用。（注）オレンジ・スイート
45	○	
46	×	*Citrus limon* ― <u>トップノート</u> ― リモネン ― 浄血作用。（注）レモン
47	×	*Citrus paradisi* の主要成分は<u>リモネン</u>などである。（注）グレープフルーツ
48	×	*Citrus sinensis* の主要成分は<u>リモネン</u>などである。（注）オレンジ・スイート
49	×	*Citrus bergamia* の主要成分は<u>酢酸リナリル</u>などである。（注）ベルガモット
50	×	*Pelargonium graveolens* の主要成分は<u>シトロネロール</u>などである。（注）ゼラニウム
51	○	
52	×	*Cananga odorata* ―バンレイシ科―<u>コモロ・マダガスカル</u>など―「花の中の花」。 （注）イランイラン
53	○	
54	×	*Citrus aurantium* ― ビターオレンジの<u>花</u> ― 光毒性なし。 （注）ネロリ。ビターオレンジの葉はプチグレイン。
55	○	

解答／○×問題2〈精油学各論〉　　　（アンダーラインが正解）

56	×	*Matricaria chamomilla* の主要成分には、<u>カマズレン・ビザボレン誘導体</u>などがある。
57	×	*Cupressus sempervirens* ― <u>イトスギ</u> ― ヒノキ科 ― 死者を守る木。（注）サイプレス
58	×	*Styrax benzoin* ― 安息香 ― <u>エゴノキ科</u> ― 悪霊を追い払う。（注）ベンゾイン
59	○	
60	○	
61	×	（注）<u>サイプレスは葉と果実、ジュニパーは果実から抽出。</u>
62	○	
63	×	（注）ブラックペッパーはコショウ科、ジュニパーはヒノキ科。抽出部位は果実。
64	○	
65	×	*Commiphora abyssinica* ― <u>カンラン科</u> ― 中東 ― クミンアルデヒド。（注）ミルラ
66	○	
67	×	（注）ユーカリとティートリー。<u>ユーカリに多い。</u>
68	×	*Piper nigrum* は、作用が刺激的である。（注）ブラックペッパー。強い香りを持つ精油、まれに皮膚刺激、濃度に注意（1％を上限）

○×問題3〈基材論〉　　解答205ページ

1　油脂は、グリセリンと2個の脂肪酸のエステル結合からなる。

2　脂肪酸組成に2重結合が多いと融点が低くなる。

3　一般に食用として市販されている油脂の多くはトリートメントに向かない。

4　ホホバ油は、植物性ワックスである。

5　植物性スクワランは、油脂ではない。

6　ステアリン酸は、不飽和脂肪酸である。

7　オレイン酸は、単価不飽和脂肪酸、リノール酸は、多価不飽和脂肪酸である。

8　マカデミアンナッツオイルに含まれるパルミトレイン酸は、炭化水素である。

9　小麦胚芽油には、酸化防止効果がある。

10　植物油は紫外線、高温、湿気などで劣化がすすむ。

11　ツバキ油は、オレイン酸を多く含む。

12　ごま油は、生の種子から圧搾法で抽出する。

13　ココナッツ油は、飽和脂肪酸を多く含み、酸化されにくい。

14　アボガド油は、淡黄色〜暗緑色を呈し、わずかに特異なにおいがある。

15　月見草オイルはγ―リノレン酸を含み、比較的酸化されにくい。

16　クレーには収斂、吸着作用がある。

17　蜜蝋クリームは蜜蝋が固形脂肪なので、毛穴がつまる可能性が大きい。

18　グリセリンには天然の界面活性作用がある。

19　化粧水を作る時は精製水に精油を溶かした後、無水エタノールを加える。

20　オリーブオイル、アボガドオイル、ココナッツオイルは果肉から圧搾法で抽出する。

解答／○×問題3〈基材論〉　(アンダーラインが正解)

1	×	油脂は、グリセリンと<u>3個</u>の脂肪酸のエステル結合からなる。
2	○	
3	○	
4	○	
5	○	
6	×	ステアリン酸は、<u>飽和</u>脂肪酸である。(注)炭素数18：二重結合0
7	○	
8	×	パルミトレイン酸は、<u>単価不飽和脂肪酸</u>である。(注)炭素数16：二重結合1
9	○	
10	○	
11	○	
12	○	
13	○	
14	○	
15	×	月見草オイルはγ-リノレン酸を含み、比較的<u>酸化しやすい</u>。
16	○	
17	×	ワックス・<u>詰まりにくい</u>とされる。
18	○	
19	×	化粧水を作る時はエチルアルコールに精油を溶かした後、<u>精製水を加える</u>。
20	×	ココナツオイルは<u>胚乳</u>の圧搾である。

○×問題４〈健康学〉

解答 211 ページ

● 栄　養

1　ビタミン A、ビタミン B 群（1、2、6、12、ナイアシン）、ビタミン C は、水溶性ビタミンである。

2　ビタミン D、ビタミン E、ビタミン K は脂溶性ビタミンで、過剰に摂取すると肝臓に蓄積されてしまう。

3　ビタミン C には、抗酸化作用がある。

4　脂肪から得られるエネルギーは、9kcal/g である。

5　脂質は、胃ではあまり消化されない。

6　脂質は細かく分解された後、リンパ管に吸収され、心臓に入る。

7　栄養分のほとんどが小腸で吸収される。

8　不飽和脂肪酸は動物性食品に多く含まれる。

9　飽和脂肪酸はコレステロール値を下げる。

10　LDL は低比重のリポ蛋白である。

11　食物繊維には水溶性のものと、水に不溶性のものがある。

12　塩分の排泄には、カリウムの摂取が有効である。

13　カルシウムの不足は味覚・嗅覚障害をきたすことがある。

14　ヨウ素は甲状腺ホルモンを作る。

15　炭水化物はアミラーゼ等により消化され単糖類になって吸収される。

16　たんぱく質はペプシン・トリプシンなどで消化される。

17　必須脂肪酸や必須アミノ酸、ビタミンのほとんどは体内で合成できないので食品から摂取する必要がある。

18　胃液は炭水化物を分解する消化酵素ペプシン・塩酸・粘液が主成分。

19　糖質は肝臓でグリコーゲンになり貯蔵される。

20　糖質は、脳、神経細胞のただ 1 つのエネルギー源である。

21	不飽和脂肪酸は、悪玉コレステロール（LDL）を減らし、血栓を抑制し、動脈硬化などを予防する。
22	コレステロールは、細胞膜や血管壁の形成、副腎皮質ホルモン形成、神経伝達に関与している。
23	食品中のカロテンは体内でビタミンAに変化し、欠乏すると夜盲症になりやすい。
24	ビタミンB_{12}は、葉酸と共に赤血球のヘモグロビンや核酸の合成に関わり、欠乏すると悪性貧血になりやすい。
25	カルシウムは、骨や歯を形成し、日本人の食生活では不足しがちで、欠乏すると骨粗鬆症になりやすい。
26	リパーゼは糖質の消化酵素である。
27	水溶性食物繊維は、腸の働きを活発にして有害物質を排泄する。
28	水溶性食物繊維は、人の消化酵素で消化される。
29	一般人の脂肪蓄積量は、BMI法により推定できる。
30	洋梨型肥満は、りんご型より健康上深刻な問題を抱えている。
31	アルコールは、肝臓で肝毒性の強いアセトアルデヒドに分解される。
32	タバコに含まれるニコチンは、毛細血管を拡張させる働きがある。
33	タバコの有害物質は、副流煙に多く含まれる。
34	カフェインは利尿作用がある。

●運動・休養

1	運動により、HDLは増加する。
2	運動により、蠕動運動は促進される。
3	有酸素運動は、筋力や瞬発力を向上させる効果がある。
4	筋肉の疲労は、グリコーゲンの欠乏、乳酸や酸素の蓄積などが原因である。
5	レム睡眠時には、速い眼球運動と骨格筋の緊張消失がみられる。
6	夢を見たり、記憶の整理・固定を行うのは、レム睡眠中である。
7	入眠直後の睡眠は、脳を休める為の睡眠で、ノンレム睡眠と言われる。

8 体温は、午後6時ごろをピークに、午前4時ごろから下がり始める。

9 外部環境が変化しても体内を常に一定の状態に保とうとする性質を「ホメオスターシス（恒常性）」という。

10 サーカデイアンリズムは、脳内の下垂体から分泌されるメラトニンによって調節される。

11 疲労とは、休養を求める生体防御反応である。

● 健康管理

1 尿道括約筋は随意筋で、尿意が起きても意志の作用で括約筋を収縮させ排尿を中断することも出来る。

2 尿に甘酸っぱい臭いやアルコール発酵の臭いがある場合は、糖尿病が疑われる。

3 膀胱括約筋は、自律神経に支配されている。

4 内肛門括約筋は、不随意筋であり、外肛門括約筋は、随意筋である。

5 直腸の役目は、水分を吸収することである。

6 ストレスなどで腸が緊張して起こる便秘は、習慣性便秘である。

7 痙攣性便秘は、大腸内の水分の過吸収や、腹筋力の衰えが原因である。

8 便は通常、直腸にたまっている。

9 便意が起こると、反射的に交感神経が緊張し、内肛門括約筋が緊張する。

10 下痢は、腸管における分泌液過多と水分吸収力増加により起こるものである。

11 慢性の下痢には、細菌やウイルス・食中毒や食べすぎなどが、大きくかかわる。

12 善玉コレステロール（HDL）は、細胞組織で不要になったコレステロールを肝臓へ運ぶ。

13 動脈硬化とは、動脈壁が弾力を失い硬くなることである。

14 飽和脂肪酸には、LDLを減らす作用がある。

15 動脈硬化は、生活習慣病のひとつである。

16 拡張期血圧が90mmHg以上は、高血圧である。

17　生活習慣病の原因のひとつは、運動不足である。

18　心筋梗塞は、大動脈で起こる。

19　痛風は、血中の尿酸が増加することで起こる。

20　骨粗鬆症予防には、カルシウム摂取と日光浴が効果的である。

21　エイズはヒト免疫不全ウイルスへの感染によりサプレッサーT細胞の機能が破壊される病気。

22　骨粗鬆症予防には、適度な運動が効果的である。

23　最高血圧とは、心臓拡張により動脈が収縮した状態を測ったものである。

24　本態性（一次性）高血圧は、高血圧の90％を締めるが、原因はよく分かっていない。

25　高血圧は、「サイレントキラー」と言われている。

26　虚血性心疾患には、狭心症と心筋梗塞がある。

27　Ⅱ型の糖尿病は、90〜95％を占め、インスリン依存性糖尿病といわれる。

28　インスリンやグリカゴンは、膵臓の腺細胞から分泌され、血糖値のバランスを取っている。

29　尿酸とは、プリン体の分解、合成（代謝）により生まれる窒素化合物である。

30　骨粗鬆症は、閉経後の女性に発症しやすく、プロゲステロンが関係している。

31　脳出血には、脳内出血、くも膜下出血、脳血栓症などがある。

32　心身症とは、神経症やうつ病などのことを言う。

33　パニック障害とは、突然強い不安感に襲われ、動悸、発汗などの発作を反復する精神疾患のことである。

34　認知症は、先天的な脳の機能障害によって年令とともに発症しやすくなる。

35　膠原病や橋本病は、自己免疫疾患である。

●女性の健康

1　卵胞刺激ホルモンが最高値の時、排卵が起こる。

2　排卵後、卵胞は黄体になる。

3　プロゲステロンは黄体から分泌される。

4　エストロゲンには、LDLを増す作用がある。

5　エストロゲンには、コラーゲンを生成する作用がある。

6　エストロゲンは、黄体形成ホルモンの分泌を促したり、子宮内膜を厚くし、また女らしさ（乳房など）にも関わる。

7　エストロゲン、プロゲステロンは子宮の粘膜から分泌される。

8　卵巣周期には、卵胞期、排卵期、月経期があり、これらを繰り返す。

9　卵胞期は、子宮内膜周期（月経周期）の増殖期にあたり、月経期は分泌期にあたる。

10　卵巣周期は、下垂体前葉より分泌される性腺刺激ホルモン（FSHとLH）の変化に伴って起こる。

11　FSHは、卵胞の刺激を促し、エストロゲンの分泌を増加させ、受精の準備をする。

12　LHは、排卵の誘発を促し、エストロゲンの分泌を増加させ、受精卵が着床しやすい状態にする。

13　PMSとは月経前症候群のことで、ホルモンバランスの乱れやストレスなどが悪化を招くと言われている。

14　不定愁訴は、日常生活の漠然とした不調等の状態を言い、更年期や過度のストレスなどで生じやすくなる。

15　子宮筋腫は、プロゲステロンの影響で大きくなる良性の腫瘍である。

16　前立腺肥大症は男性の更年期障害のひとつといわれている。

解答／○×問題 4 〈健康学〉 (アンダーラインが正解)

●栄 養

1	×	<u>ビタミンAは脂溶性</u>。
2	○	
3	○	
4	○	
5	○	
6	○	
7	○	
8	×	不飽和脂肪酸は<u>植物油、魚油</u>に多く含まれる。
9	×	飽和脂肪酸はコレステロール値を<u>上げる</u>。
10	○	
11	○	
12	○	
13	×	<u>亜鉛</u>の不足は味覚・嗅覚障害をきたすことがある。
14	○	
15	○	
16	○	
17	○	
18	×	胃液は<u>たんぱく質</u>を分解する消化酵素ペプシン・塩酸・粘液が主成分。
19	○	
20	×	<u>ブドウ糖（グルコース）</u>は、脳、神経細胞のただ1つのエネルギー源である。
21	○	
22	○	
23	○	
24	○	
25	○	
26	×	リパーゼは<u>脂質</u>の消化酵素である
27	×	<u>不溶性食物繊維</u>は、腸の働きを活発にして有害物質を排泄する。
28	×	<u>食物繊維は水溶性・不溶性ともに消化されない</u>。
29	○	

解答／○×問題4〈健康学〉　　　　　　　　（アンダーラインが正解）

30	×	深刻なのは<u>りんご型</u>（腹部の内臓脂肪によってお腹が張り出したタイプ）。
31	○	
32	×	タバコに含まれるニコチンは、毛細血管を<u>収縮</u>させる働きがある。
33	○	
34	○	

●運動・休養

1	○	
2	○	
3	×	<u>無酸素運動</u>は、筋力や瞬発力を向上させる効果がある。
4	×	筋肉の疲労は、<u>乳酸などの代謝産物の蓄積</u>や、<u>グリコーゲンや酸素などの欠乏</u>が原因である。
5	○	
6	○	
7	○	
8	×	体温は、午後6時ごろをピークに、<u>その後下がり始め、午前4時ごろ最低値になり、再び上がり始める</u>。
9	○	
10	×	サーカディアンリズムは、脳内の<u>松果体</u>から分泌されるメラトニンによって調節される。
11	○	

●健康管理

1	○	
2	○	
3	○	
4	○	
5	×	直腸の役目は、<u>一時的に便をためる</u>ことである。（注）水分吸収は結腸。
6	×	ストレスなどで腸が緊張して起こる便秘は、<u>痙攣性便秘</u>である。 （注）習慣性便秘＝度重なる便意の抑制、下剤の乱用など
7	×	<u>弛緩性便秘</u>は、大腸内の水分の過吸収や、腹筋力の衰えが原因である。
8	×	通常、直腸は<u>空虚</u>。
9	×	便意が起こると、<u>反射的に交感神経の緊張が取れて、副交感神経（骨盤神経）を興奮させ、直腸蠕動を促進し、内肛門括約筋（不随筋）を緩める</u>。
10	×	下痢は、腸管における分泌液過多と<u>水分吸収力低下</u>により起こるものである。

解答／○×問題4〈健康学〉　（アンダーラインが正解）

11	×	急性の下痢には、細菌やウイルス・食中毒や食べすぎなどが、大きくかかわる。
12	○	
13	○	
14	×	不飽和脂肪酸には、LDLを減らす作用がある。
15	○	
16	○	
17	○	
18	×	心筋梗塞は、冠状動脈で起こる。
19	○	
20	○	
21	×	エイズはヒト免疫不全ウイルスへの感染によりヘルパーT細胞の機能が破壊される病気。
22	○	
23	×	最高血圧とは、心臓収縮により動脈が拡張した状態を測ったものである。
24	○	
25	○	
26	○	
27	×	Ⅱ型の糖尿病は、90〜95％を占め、インスリン非依存性糖尿病といわれる。
28	×	インスリンやグリカゴンは、膵臓に約100万個点在しているランゲルハンス島から分泌され、血糖値のバランスを取っている。 （注）インスリン（血糖値↓）　グリカゴン（血糖値↑）
29	○	
30	×	骨粗鬆症は、閉経後の女性に発症しやすく、エストロゲンが関係している。
31	×	脳出血には、脳内出血、くも膜下出血などがある。（注）脳血栓症は脳梗塞の1つで閉塞性疾患。
32	×	心身症とは、発症や経過にストレスなどが関与し、身体に症状が現れる病気のことを言う。
33	○	
34	×	認知症は、後天的な脳の機能障害によって年令とともに発症しやすくなる。
35	○	

●女性の健康

1	×	黄体化ホルモンが最高値の時、排卵が起こる。
2	○	

解答／○×問題4〈健康学〉　　　（アンダーラインが正解）

3	○	
4	×	エストロゲンには、<u>LDLを減らしHDLを増やす</u>作用がある。
5	○	
6	○	
7	×	エストロゲン、プロゲステロンは<u>卵巣</u>から分泌される。
8	×	卵巣周期には、卵胞期、排卵期、<u>黄体期</u>があり、これらを繰り返す。
9	×	卵胞期は、子宮内膜周期（月経周期）の増殖期にあたり、<u>黄体期</u>は分泌期にあたる。
10	○	
11	○	
12	×	LHは、排卵の誘発を促し、<u>プロゲステロン</u>の分泌を増加させ、受精卵が着床しやすい状態にする。
13	○	
14	○	
15	×	子宮筋腫は、<u>エストロゲン</u>の影響で大きくなる良性の腫瘍である。
16	○	

○×問題5〈歴　史〉

1　『博物誌』を著したのは、プリニウスである。

2　『マテリア・メディカ』を著したのは、ガレノスである。

3　『医学典範』を著したのは、イブン・シーナである。

4　『the English Physicians』を著したのは、ニコラス・カルペパーである。

5　「ヒポクラテスは病気を科学的にとらえ、現代にも通じる医学の基礎を築いた。」これは、古代ローマ史の記述である。

6　「皇帝ネロはバラ好きで有名で、バラの香油を体に塗らせたり、部屋をバラの香りで満たしたりしたといわれる。」これは、古代ローマ史の記述である。

7　「カラカラ浴場では、浴場内で香油を塗ったといわれる。」これは、古代ローマ史の記述である。

8　「ディオスコリデスは薬物を収れん、利尿、下剤など薬理機能上から分類した」これは、古代ローマ史の記述である。

9　アーユルヴェーダ医学は、『リグ・ヴェーダ』に源流が見られ、医学のみならず宇宙観・自然観を含む哲学であり、一方では具体的な生活方法をも含んでいる。

10　『スシュルタ・サンヒター』は、内科的考察にすぐれる。

11　『チャラカ・サンヒター』は、ヴァータ・ピッタ・カッパの3つのドーシャ説が展開されている。

12　中世の港町サレルノは、ヒポクラテスの町と呼ばれるほど医学で有名だった。

13　サレルノ医科大学において、『サレルノ養生訓』が著され、ヨーロッパ全土にもたらされた。

14　1140年、「医学を行うものは、試験を受けて合格することを要する」ことがシチリア王により制定された。

15　ジャン・バルネは、第二次世界大戦およびインドシナ戦争に従軍し、前線から送られてくる負傷者たちに、芳香薬剤を用いて手当てを行った。

16　ジャン・バルネは、1964年『AROMATHERAPIE』を著した。

17	ジャン・バルネは、柑橘類の精油が神経症やうつ病に有効であることを発見した。
18	ジャン・バルネは、アロマテラピーに古典的な植物療法を取り入れた。
19	ヒポクラテスは、古代ギリシャの哲学者で『植物学の祖』といわれている。
20	ガレノスは、古代ローマ時代に活躍した医学者である。
21	プリニウスは、「博物学の祖」といわれる。
22	テオフラストスは、「医学の祖」といわれる。
23	アレキサンダー大王は、公衆浴場の建設を進めた。
24	陶弘景は、『神農本草経』を著した。
25	ガレノスは、コールドクリームの創始者として知られる。
26	ウイリアム・ターナーは、『新植物誌』を著した。
27	ケルンの水は、「若返りの水」と呼ばれる。
28	ケルンの水には、胃腸薬としての役割もあった。
29	ケルンの水は、芳香蒸留水である。
30	精油の薬理作用を重視して医学に応用する方法は、ホリスティック・アロマテラピーという。
31	マルグリット・モーリーは、インドや中国、チベットの伝統的医学と東洋哲学を研究しトリートメントオイルを使ってマッサージするという方法を示しました。
32	マルグリット・モーリーは、「Le capital 'Jeunesse'」を著し「シデスコ賞」を受賞した。
33	イブン・シーナは、アビケンナ、アウィケンナとも呼ばれ精油の蒸留法を確立し、治療に応用した。
34	十字軍遠征により、東西のハーブやアラビア医学、精油の蒸留法などがヨーロッパに伝えられた。
35	「ハンガリアンウォーター」は、16世紀僧院医学が盛んな頃のエピソードである。
36	ヒポクラテスは、呪術的要素を排除し、現代に通じる医学の基礎を築いた。

37　ヒポクラテスは、「博物誌」を著した。

38　ジョン・パーキンソンは、16から17世紀に活躍したハーバリストである。

39　ガッティは、16世紀に活躍したハーバリストである。

40　ニコラス・カルペパーは、17世紀に活躍したハーバリストで「自らの健康は自ら守るべし」と主張した。

41　カヨラは、精油をスキンケアへ応用した。

42　シャーリー・プライスは、CNV波の研究をした。

43　パオロ・ロベスティは、19世紀、柑橘系の香りを精神科の臨床に使用した。

44　イエス・キリスト誕生物語で黄金とともに捧げられた植物は、ミルラとサンダルウッドである。

解答／○×問題5〈歴 史〉　　　　　　　　　　　　　（アンダーラインが正解）

1	○	
2	×	『マテリア・メディカ』を著したのは、<u>ディオスコリデス</u>である。
3	○	
4	○	
5	×	「ヒポクラテスは病気を科学的にとらえ、現代にも通じる医学の基礎を築いた。」これは、<u>古代ギリシャ</u>史の記述である。
6	○	
7	○	
8	○	
9	○	
10	×	『<u>スシュルタ・サンヒター</u>』は、外科的考察にすぐれる。 （注）内科的考察に優れるのは『チャラカ・サンヒター』
11	○	
12	○	
13	○	
14	○	
15	○	
16	○	
17	×	<u>パオロ・ロベスティ</u>は、柑橘類の精油が神経症やうつ病に有効であることを発見した。
18	×	ジャン・バルネは、治療に<u>芳香薬剤（精油から作ったもの）</u>を使用した。
19	×	ヒポクラテスは、古代ギリシャの<u>医学者</u>で<u>「医学の父」</u>といわれている。
20	○	
21	○	
22	×	テオフラストスは、<u>「植物学の祖」</u>といわれる。
23	×	<u>皇帝ネロ</u>は、公衆浴場の建設を進めた。（注）アレキサンダー大王は東方遠征
24	×	陶弘景は、『神農本草経』を<u>再編纂</u>して『<u>神農本草経集注</u>』を著した。
25	○	
26	○	
27	×	<u>ハンガリアンウォーター</u>は、「若返りの水」と呼ばれる。
28	○	
29	×	ケルンの水は、<u>最古の香水</u>である。オーデコロン

解答／○×問題 5 〈歴 史〉　　　　　　　　　　　　　（アンダーラインが正解）

30	×	（注）内服、薬理作用重視はフランスのアロマテラピー
31	○	
32	○	
33	○	
34	○	
35	×	「ハンガリアンウォーター」は、<u>14世紀</u>僧院医学が盛んな頃のエピソードである。
36	○	
37	×	プリニウスは、「博物誌」を著した。
38	○	
39	×	ガッティは、20世紀に活躍したイタリア人医師である。
40	○	
41	○	
42	×	<u>鳥居鎮夫</u>は、CNV 波の研究をした。
43	×	パオロ・ロベスティは、<u>20世紀</u>、柑橘系の香りを精神科の臨床に使用した。
44	×	イエス・キリスト誕生物語で黄金とともに捧げられた植物は、ミルラと<u>フランキンセンス</u>である。

○×問題6 〈解剖生理学〉   解答 229ページ

●身体の構成と発生

1 細胞は、ホルモン・化学伝達物質などを作り出す。
2 細胞膜は、脂質に富んだ二層の膜である。
3 細胞小器官のミトコンドリアは、エネルギー物質を合成する。
4 細胞小器官の小胞体は、タンパク質を合成する。
5 核膜は、細胞を包む膜である。
6 ミトコンドリアは、核内に多量に存在し、ATPを産生する。
7 リボ核酸は、RNAともいう。
8 リボソームは、細胞分裂のとき発生し、染色体を引き寄せる。
9 ライソゾームは、細胞工場の産業廃棄物処理装置。
10 ゴルジ装置は、細胞工場の貯蔵庫。
11 リボゾームは、局所ホルモンを産生する。
12 RNAは、二重らせん構造をしている。
13 DNAは、二重らせん構造をし、構成単位をヌクレオチドと言う。
14 男性の性染色体はXY、女性はXXである。
15 DNAのアミノ酸配列はアデニンとチミン、グアニンとシトシンのペアをなしている。
16 人間の染色体の数は、48個である。
17 人間の常染色体は、22対である。
18 核質は核小体、染色質からなる。
19 似た構造、性質、機能を持った細胞の集合体を組織という。
20 精子と卵子は卵管膨大部で出会う。
21 受精は、子宮内膜で行われる。

22 受精卵は受精後約2日で子宮粘膜に着床する。

23 胚子期とは、受精後8週間までを言う。

24 各器官が働き始めるのは、胎児期である。

25 表皮、筋肉は、外胚葉由来である。

26 胃は、中胚葉由来である。

27 心臓は、中胚葉由来である。

28 脊髄は、内胚葉由来である。

29 恒常性の維持のことを、ホメオスターシスという。

30 神経系、内分泌系、免疫系のシステムは、それぞれ独立して働いている。

●脳と神経

1 間脳は、自律神経や内分泌など体内の環境リズムの調整に関わっている。

2 小脳は、体の平衡を保つ中枢である。

3 脳幹は中脳、橋、延髄などで構成されている。

4 大脳皮質は、神経細胞が密集し、大脳髄質は、神経線維が多数集まっている。

5 灰白質は、神経線維の集まりである。

6 大脳皮質は、白質からなり、大脳髄質は、灰白質からなる。

7 大脳核は、神経細胞が多数集まっている。

8 大脳辺縁系は、終脳とも呼ばれ、本能、情動、記憶などに関係している。

9 大脳辺縁系は、怒り・恐怖など情緒に関係する。

10 快・不快を判断するのは扁桃体である。

11 海馬は記憶の形成に関わる。

12 脳は、髄膜に包まれている。

13 大脳半球は、脳梁で結ばれている。

14 下垂体は、前葉・中葉・後葉からなる。

15 下垂体は自律神経の最高中枢である。

16 脊髄は延髄の下部から始まり、仙骨の高さで終わっている。
17 神経系の最小単位は、グリア細胞である。
18 シュワン細胞は末梢神経系で軸索を取り囲むグリア細胞の一種。
19 ニューロンは、神経細胞と突起からなる。
20 ニューロンとニューロンの間を伝える刺激は、電気的伝導である。
21 ニューロンの樹状突起は求心性、軸索は遠心性である。
22 ニューロンとニューロンの隙間の連接部をシナプスという。
23 中枢神経は、体性神経と自律神経からなる。
24 自律神経は、交感神経と副交感神経からなる。
25 自律神経は、自分の意思でコントロールできる。
26 自律神経を支配している中枢は、視床下部である。
27 体性神経は、知覚神経と自律神経からなる。
28 交感神経が優位の時、消化液の分泌は増加する。
29 副交感神経が優位の時、呼吸器の気管は拡張する。
30 膀胱括約筋は交感神経の作用で弛緩する。
31 副交感神経が優位の時、瞳孔が収縮する。
32 交感神経、副交感神経はそれぞれ独立して作用している。
33 交感神経は、異化作用を行っている。
34 交感神経は、1本の節前線維から多数の節後線維に接続している。
35 副交感神経は、広い範囲に同時に作用する。
36 副交感神経は体性神経の中を走行しており、単独器官にだけ働きかける。
37 副交感神経ではカテコールアミンが伝達物質として働いている。
38 セロトニンは神経伝達物質である。
39 神経の興奮は電気的伝導と化学的伝達物質により伝達される。
40 発声は、迷走神経の機能である。
41 咀嚼運動は、迷走神経の機能である。

42	胸腹部の内臓感覚は、迷走神経の機能である。
43	動脈圧は、迷走神経の機能である。
44	脳神経には、運動神経に関わるものがある。
45	脳神経の中で最大のものは、三叉神経、最も分布範囲が広いのは迷走神経である。
46	脳神経は、12対ある。
47	脳神経は、中枢神経で、脊髄神経は末梢神経である。
48	脳神経に脳は含まれない。
49	脊髄神経は、31対ある。
50	頚神経は7対である。
51	顔面神経は、混合神経である。
52	嗅神経は、第Ⅰ脳神経とも言う。
53	味覚を伝える神経は顔面神経・舌咽神経。
54	三叉神経は、表情に関係する。
55	内耳神経は、平衡感覚に関係する。

●内分泌腺とホルモン

1	内分泌システムのコントロール中枢は、下垂体である。
2	下垂体では視床下部ホルモン、下垂体後葉ホルモンを生成している。
3	下垂体前葉と下位の各内分泌腺との間には、フィードバックシステムがある。
4	下垂体前葉は、各内分泌腺への刺激ホルモンを分泌している。
5	胃液腺、腸腺は外分泌腺である。
6	外分泌腺は、導管を介して皮膚や粘膜上から分泌する。
7	性腺は、内分泌腺である。
8	副腎は、内分泌腺である。
9	胸腺・乳腺は、内分泌腺である。

10　ホルモンの血液中の濃度は、極めて低濃度である。

11　ホルモンは、特定の標的細胞に作用する。

12　ホルモンの合成は、精細なフィードバック調節機構に従う。

13　ホルモン分泌の量や働きを支配しているのは、視床下部と下垂体である。

14　メラトニンは、松果体から分泌される。

15　テストステロンは、卵巣からも分泌される。

16　バソプレシンは、下垂体前葉から分泌される。

17　甲状腺刺激ホルモンは、下垂体前葉から分泌される。

18　オキシトシンは、下垂体後葉で作られる。

19　黄体化ホルモン・プロラクチンは、下垂体後葉から放出される。

20　インターメジンは、下垂体後葉から放出される。

21　パラソルモンは、上皮小体から放出される。

22　サイロキシンは、甲状腺から放出される。

23　成長ホルモンは、下垂体前葉で作られる。

24　ノルアドレナリンは、副腎皮質から分泌される。

25　エストロゲンは、子宮内膜の形成に関与し、卵巣から分泌される。

26　PMSは、卵胞期に発生する。

27　更年期は、プロラクチンの分泌量が減少する。

28　性ホルモンは、副腎皮質から分泌される。

29　電解質コルチコイドは、副腎皮質から分泌される。

30　糖質コルチコイドは、副腎皮質から分泌され血糖値を上昇させる。

31　膵臓内のランゲルハンス島から、血糖値を調節する2種類のホルモンが分泌される。

32　インスリンは、血糖値を上昇させるホルモンである。

33　メラトニンは、血糖値の調節と直接関係がない。

34　成長ホルモンは、血糖値を上昇させる。

35 カテコールアミンは、副腎皮質ホルモンである。

36 プロゲステロンの標的器官は、卵巣である。

37 メラトニンの標的器官は中枢神経と性腺である。

38 副腎皮質刺激ホルモンの分泌は、下垂体後葉によりコントロールされている。

39 バソプレシンは、尿細管での水分の再吸収を促進する。

40 カルシトニンは、血液中のカルシウム濃度を上昇させるホルモンである。

41 パラソルモンは、カルシウムを代謝させるホルモンである。

42 プロラクチンは、排卵を抑制させるホルモンである。

43 アルドステロンは、尿量調節作用を持つ。

44 アドレナリン・ドーパミン・セロトニンは、化学伝達物質である。

45 メラニンは、化学伝達物質である。

46 アドレナリンは、交感神経の興奮によって副腎髄質から分泌される。

47 アドレナリンは、血糖値を下げ、グルカゴンは上げる。

48 エストロゲンは、神経伝達物質である。

49 ノルアドレナリンは、神経伝達物質である。

50 ペプシンは、神経伝達物質である。

●免疫系

1 白血球は、免疫の主役として常に体内を循環している。

2 リンパ球は、Ｔ細胞とマクロファージの２種類である。

3 免疫の仕組みには、非特異的防御機構と特異的防御機構の二段階がある。

4 マクロファージが貪食するのは、特異的免疫機構である。

5 Ｔ細胞が細胞を攻撃するのは、特異的免疫機構である。

6 好中球が貪食するのは、特異的免疫機構である。

7 皮膚表面での異物の排除は、特異的免疫機構である。

8 特異的防御機構の主役は、リンパ球である。

9 　白血球の内、顆粒球には、好酸球・好中球・好塩基球・単球がある。

10 　B細胞・T細胞は、リンパ球である。

11 　インターロイキンは、免疫システムに関係しない。

12 　赤血球は、免疫システムに関係しない。

13 　単球は、免疫システムに関係しない。

14 　サイトカインは、免疫システムに関係しない。

15 　胸腺で成熟する細胞は、T細胞であり、体液性免疫に関与するリンパ球である。

16 　胸腺で成熟する細胞は、形質細胞である。

17 　マクロファージ・好中球は、体液性免疫に関与するリンパ球である。

18 　B細胞は、体液性免疫に関与するリンパ球である。

19 　T細胞は、抗体を産生する。

20 　NK細胞は、リンパ球の一種である。

21 　抗体は、非特異的防御機構に属している。

22 　サプレッサーT細胞は、非特異的防御機構に属している。

23 　形質細胞は、非特異的防御機構に属している。

24 　好中球は、非特異的防御機構に属している。

25 　ヘルパーT細胞・キラーT細胞は、特異的防御機構に属している。

26 　B細胞は、特異的防御機構に属しリンホカインを産生する。

27 　B細胞は、特異的防御機構に属し抗体を産生する。

28 　細胞性免疫は、B細胞が関係する。

29 　日和見感染は、自己免疫疾患である。

30 　全身性エリテマトーデスは、自己免疫疾患である。

31 　アレルギーは、自己免疫疾患である。

32 　膠原病やバセドウ病は、自己免疫疾患である。

33 　AIDS（エイズ）は後天性免疫不全の1つで、ヘルパーT細胞が犯されて障害が起こる。

34 花粉症、アナフィラキシーショック、アトピー性皮膚炎は、遅延型過敏反応である。

35 接触性皮膚炎は、即時型過敏反応である。

36 全身性エリテマトーデス・慢性関節リウマチは、アナフィラキシー反応の疾患である。

37 リンホカイン・インターロイキンは、抗原提示を行う。

● 血　液

1 ヒトの血液は、成人で体重の1/13で約5リットルである。

2 血液の体内での分布は、静脈に一番多い。

3 血液は、血球と血漿からなり、血漿は約90％が水からなる。

4 血球は、赤血球、白血球、血小板からなり、血小板は核を持たない。

5 赤血球は核を持ち、酸素や二酸化炭素を運ぶ。

● 皮　膚

1 表皮には、メラノサイトがある。

2 表皮は、結合組織である。

3 真皮は、膠原線維が90％を占める。

4 真皮は、表皮より薄い。

5 真皮には、知覚神経・血管が多く走行する。

6 皮膚は、人体最大の臓器である。

7 皮膚の構造は、表皮・真皮・皮下組織よりなる。

8 毛や爪は、表皮が変形したものである。

9 アポクリン線から分泌される汗は、体温調節に関与する。

10 表皮は、内側から表面に向かって、基底層－有棘層－顆粒層－淡明層－角質層の順番で構成されている。

11 表皮の角質は、ヒアルロン酸によって水分保持されている。

12　基底層には、アミノ酸や尿素などの天然保湿因子が存在する。

13　有棘層にあるランゲルハンス細胞は、マクロファージの一種である。

●嗅　覚

1　嗅細胞は、鼻中隔上部の嗅上皮に存在する。

2　嗅覚の伝達経路は、嗅細胞 → 嗅神経 → 嗅球 → 嗅索 → 嗅覚野の順番である。

3　加齢とともに嗅覚の閾値は、低くなる。

4　嗅覚と味覚は、化学的感覚である。

5　嗅覚は、一般に月経や妊娠時には変動する。

6　嗅覚は、疲労しにくい。

解答／○×問題 6〈解剖生理学〉   (アンダーラインが正解)

●身体の構成と発生

1	○	
2	○	
3	○	
4	×	細胞小器官の小胞体は、<u>物資・液体</u>の輸送をする。
5	×	核膜は、<u>核</u>を包む膜である。
6	×	ミトコンドリアは、<u>細胞内に多量に存在し</u>、ATPを産生する。
7	○	
8	×	<u>中心体</u>は、細胞分裂のとき発生し、染色体を引き寄せる。
9	○	
10	○	
11	×	リボゾームは、<u>タンパク質</u>を合成する。
12	×	<u>DNA</u>は、二重らせん構造をしている。
13	○	
14	○	
15	○	
16	×	人間の染色体の数は、<u>46</u>個である。(注)常染色体44個＋性染色体2個
17	○	
18	○	
19	○	
20	○	
21	×	受精は、<u>卵管膨大部</u>で行われる。
22	×	受精卵は受精後約<u>1</u>週間で子宮粘膜に着床する。
23	○	
24	○	
25	×	筋肉は、<u>中胚葉</u>由来である。
26	×	胃は、<u>内胚葉</u>由来である。
27	○	
28	×	脊髄は、<u>外胚葉</u>由来である。
29	○	

解答／◯×問題6〈解剖生理学〉　　　（アンダーラインが正解）

| 30 | × | 神経系、内分泌系、免疫系のシステムは、<u>互いに影響しあって</u>働いている。 |

●脳と神経

1	◯	
2	◯	
3	◯	
4	◯	
5	×	灰白質は、<u>神経細胞</u>の集まりである。
6	×	大脳皮質は、<u>灰白質</u>からなり、大脳髄質は、<u>白質</u>からなる。
7	◯	
8	×	大脳辺縁系は、<u>嗅脳</u>とも呼ばれ、本能、情動、記憶などに関係している。 （注）終脳＝大脳
9	◯	
10	◯	
11	◯	
12	◯	
13	◯	
14	◯	
15	×	<u>視床下部</u>は自律神経の最高中枢である。
16	×	脊髄は延髄の下部から始まり、<u>第2腰椎</u>の高さで終わっている。
17	×	神経系の最小単位は、<u>ニューロン</u>である。 （注）グリアは神経膠細胞で、ニューロンを支持し代謝、栄養を司っている。
18	◯	
19	◯	
20	×	ニューロンとニューロンの間を伝える刺激は、<u>化学伝達物質</u>である。
21	◯	
22	◯	
23	×	中枢神経は、<u>脳および脊髄</u>からなる。（注）体性神経と自律神経からなるのは末梢神経
24	◯	
25	×	自律神経は、自分の意思でコントロール<u>できない</u>。
26	◯	
27	×	体性神経は、知覚神経と<u>運動神経</u>からなる。

解答／○×問題6〈解剖生理学〉　　　（アンダーラインが正解）

28	×	交感神経が優位の時、消化液の分泌は<u>減少</u>する。
29	×	副交感神経が優位の時、呼吸器の気管は<u>収縮</u>している。
30	×	膀胱括約筋は<u>副交感神経</u>の作用で弛緩する。
31	○	
32	×	交感神経、副交感神経は<u>拮抗</u>して作用している。
33	○	
34	○	
35	×	<u>交感神経</u>は、広い範囲に同時に作用する。
36	○	
37	×	副交感神経では<u>アセチルコリン</u>が伝達物質として働いている。
38	○	
39	○	
40	○	
41	×	咀嚼運動は、<u>三叉神経</u>の機能である。
42	○	
43	○	
44	○	
45	○	
46	○	
47	×	脳神経は、<u>末梢神経</u>で、脊髄神経も末梢神経である。
48	○	
49	○	
50	×	頸神経は<u>8対</u>である。
51	○	
52	○	
53	○	
54	×	<u>顔面神経</u>は、表情に関係する。
55	○	
●内分泌腺とホルモン		
1	○	

解答／○×問題6〈解剖生理学〉 （アンダーラインが正解）

2	×	<u>視床下部</u>では視床下部ホルモン、下垂体後葉ホルモンを生成している。
3	○	
4	○	
5	○	
6	○	
7	○	
8	○	
9	×	乳腺は、<u>外分泌腺</u>である。
10	○	
11	○	
12	○	
13	○	
14	○	
15	○	
16	×	バソプレシンは、下垂体<u>後葉</u>から分泌される。
17	○	
18	×	オキシトシンは、下垂体後葉で<u>貯留され、放出される</u>。
19	×	黄体化ホルモン・プロラクチンは、下垂体<u>前葉</u>から放出される。
20	×	インターメジンは、下垂体<u>中葉</u>から放出される。
21	○	
22	○	
23	○	
24	×	ノルアドレナリンは、副腎<u>髄質</u>から分泌される。
25	○	
26	×	PMSは、<u>黄体期</u>に発生する。
27	×	更年期は、<u>エストロゲン</u>の分泌量が<u>減少</u>する。
28	○	
29	○	
30	○	
31	○	

解答／○×問題6〈解剖生理学〉　　　　　　（アンダーラインが正解）

32	×	インスリンは、血糖値を<u>下降</u>させるホルモンである。
33	○	
34	○	
35	×	カテコールアミンは、副腎<u>髄質</u>ホルモンである。（注）交感神経の伝達物質
36	×	プロゲステロンの標的器官は、<u>子宮</u>である。
37	○	
38	×	副腎皮質刺激ホルモンの分泌は、下垂体<u>前葉</u>によりコントロールされている。
39	○	
40	×	カルシトニンは、血液中のカルシウム濃度を<u>低下</u>させるホルモンである。
41	○	
42	○	
43	○	
44	○	
45	×	メラニンは、<u>色素</u>である。
46	○	
47	×	アドレナリンは、血糖値を<u>上げ</u>、グルカゴンも<u>上げる</u>。
48	×	エストロゲンは、<u>卵胞</u>ホルモンである。
49.	○	
50	×	ペプシンは、消化酵素である。

●免疫系

1	○	
2	×	リンパ球は、T細胞と<u>B細胞</u>、NK細胞へと分化する。
3	○	
4	×	マクロファージが貪食するのは、<u>非</u>特異的免疫機構である。
5	○	
6	×	好中球が貪食するのは、<u>非</u>特異的免疫機構である。
7	×	皮膚表面での異物の排除は、<u>非</u>特異的免疫機構である。
8	○	
9	×	（注）単球は顆粒球ではない。
10	○	

解答／○×問題6〈解剖生理学〉　　　　　　　　　　　　（アンダーラインが正解）

11	×	(注)免疫系の機能は多くをインターロイキンに負っており、自己免疫疾患や免疫不全の多くの難病もインターロイキンに関係している。
12	○	
13	×	単球は、免疫システムに関係する。(注)単球は、白血球である。
14	×	サイトカインは、免疫システムに関係する。 (注) サイトカインとは、細胞から分泌されるタンパク質で、特定の細胞に情報伝達をするものをいう。多くの種類があるが特に免疫、炎症に関係したものが多い。
15	×	胸腺で成熟する細胞は、T細胞であり、細胞性免疫に関与するリンパ球である。
16	×	胸腺で成熟する細胞は、T細胞である。
17	×	マクロファージ・好中球は、貪食細胞である。
18	○	
19	×	B細胞は、抗体を産生する。(注)T細胞は抗体を産生する指令を与える。
20	○	
21	×	抗体は、特異的防御機構に属している。
22	×	サプレッサーT細胞は、特異的防御機構に属している。
23	×	形質細胞は、Bリンパ球が分化した細胞。
24	○	
25	○	
26	×	T細胞は、特異的防御機構に属しリンホカインを産生する。
27	○	
28	×	細胞性免疫は、T細胞が関係する。
29	×	日和見感染は、後天的免疫不全症候群である。
30	○	
31	×	(注)アレルギーとは、免疫反応が、特定の抗原に対して過剰に起こることを言い、IgEが関与している。
32	○	
33	○	
34	×	花粉症、アナフィラキシーショック、アトピー性皮膚炎は、即時型過敏反応である。
35	×	接触性皮膚炎は、遅延型過敏反応である。
36	×	全身性エリテマトーデス・慢性関節リウマチは、自己免疫疾患である。
37	×	リンホカイン・インターロイキンは、サイトカインの一種でマクロファージの機能を活性化する生理活性物質である。

解答／〇×問題6〈解剖生理学〉

(アンダーラインが正解)

●血液

1	○	
2	○	
3	○	
4	○	
5	×	赤血球は核を持たず、酸素や二酸化炭素を運ぶ。

●皮膚

1	○	
2	×	表皮は、上皮組織である。
3	○	
4	×	真皮は、表皮より厚い。
5	○	
6	○	
7	○	
8	○	
9	×	エクリン腺から分泌される汗は、体温調節に関与する。
10	○	
11	×	表皮の角質は、天然保湿因子（NMF）によって水分保持されている。
12	×	角質層には、アミノ酸や尿素などの天然保湿因子が存在する。
13	○	

●嗅覚

1	○	
2	○	
3	×	加齢とともに嗅覚の閾値は、高くなる。
4	○	
5	○	
6	×	嗅覚は、疲労しやすい。

○×問題 7 〈メンタルヘルス〉 解答 237ページ

1. ストレス反応の警告反応期（ショック期）とは、生体が突然ストレッサーにさらされた時の反応である。
2. ストレッサーが与えられた直後は、興奮し一時的に血圧や体温が上昇する。
3. ストレス反応の抵抗期には、ショックに対する抵抗力を維持・増強するために副腎髄質から糖質コルチコイドなどが分泌され、抵抗力の増強が図られる。
4. ストレスにおいての抗ショック期から抵抗期に分泌される糖質コルチコイドには、抗炎症作用がある。
5. ストレッサーを感知すると、視床下部から下垂体前葉を通じて副腎皮質刺激ホルモン（ACTH）が分泌される。
6. ストレス反応のショック期には、副腎皮質からアドレナリンが分泌される。
7. ストレス反応の消耗期には、副腎機能が低下する。
8. 慢性的なストレスは血糖値の上昇を招きやすい。
9. ストレス学説を確立したのは、キャノン・W・Bである。
10. メンタルヘルスとは心の健康を保つことである。
11. ストレス耐性には個人差があり状況によって変化する。
12. ストレスを予防、軽減するためには睡眠を十分とること。
13. 精神的ストレスと身体症状は無関係である。
14. 精神的ストレスに、スポーツなどの気分転換は、あまり勧められない。
15. ストレスケアは治療ではないことを十分理解すること。
16. ストレスの物理的要因としては、放射線、風などの自然環境によるものがある。
17. ストレスの原因として、非自己が体内に侵入するなどの物理的要因がある。
18. ストレスの原因として、不安、緊張、怒りなど身体的要因が考えられる。
19. ストレスを予防、軽減するためには基本的な生活習慣を整えることが大切である。
20. 心身症とは、発症や経過にストレスが係わり、身体に症状が現れる疾病である。

解答／○×問題 7 〈メンタルヘルス〉　　　（アンダーラインが正解）

1	○	
2	×	ストレッサーが与えられた直後は、一時的に血圧や体温が<u>低下</u>する。 （注）他に血糖値も低下
3	×	ストレス反応の抵抗期には、ショックに対する抵抗力を維持・増強するために副腎<u>皮質</u>から糖質コルチコイドなどが分泌され、抵抗力の増強が図られる。
4	○	
5	○	
6	×	ストレス反応のショック期には、副腎<u>髄質</u>からアドレナリンが分泌される。
7	○	
8	○	
9	×	ストレス学説を確立したのは、<u>ハンス・セリエ</u>である。（注）キャノンはホメオスターシス
10	○	
11	○	
12	○	
13	×	恒常性の維持のメカニズムなどに影響を与え、<u>様々な症状が現れる</u>。
14	×	考え込むのではなく、むしろ<u>体を動かし汗を流してリフレッシュすることは効果的</u>。
15	○	
16	○	
17	×	非自己が体内に侵入するのは、<u>生物学的要因</u>に当たる。（細菌、ウイルス、カビ、ダニ、花粉など）
18	×	不安、緊張、怒りは、自己の精神的な状態によるもので、<u>心理的要因</u>に当たる。
19	○	
20	○	

○×問題 8 〈ホスピタリティとコミュニケーション〉 解答 239ページ

1　ホスピタリティの語源は「客人の保護」あるいは、「客人との対話」である。

2　より良いホスピタリティの実践には、多少は自分のことを犠牲にすることもやむを得ない。

3　意思の疎通をはかるために、対話を重ねる努力をすることは大切だ。

4　自分のことも相手のことも考えて、両者にとって最もよい妥協点を見つけるように心掛けるのは良い。

5　ホスピタリティとは、人やものごとに対して心をこめてもてなす態度などをあらわす言葉である。

6　相手を受け入れる努力は、多少の我慢も必要である。

7　内的なコミュニケーションとして、自分自身にきづき、自己信頼できるように努力することも必要だ。

8　自分を犠牲にしないために、問題点を避ける。

9　自分と他者との間のコミュニケーションとして、相手を尊重する姿勢を持つことは大切だ。

10　他者とのコミュニケーションで、しぐさや表情の変化などは関係ない。

11　自分に正直にあるためには、感情的、攻撃的でもかまわない。

12　ホスピタリティにおいてコミュニケーションが重要な役割を果たす。

13　アロマテラピーにおけるホスピタリティの実践において、空間演出することも重要である

解答／○×問題8 〈ホスピタリティとコミュニケーション〉 （アンダーラインが正解）

1	×	「客人の保護」あるいは、「<u>旅の途中の客人の保護者</u>」（ラテン語「hospics」）だと言われている。
2	×	犠牲にするのでは良くない。
3	○	
4	○	
5	○	
6	×	<u>我慢するのではなく</u>、自己信頼のもと、相手とのコミュニケーションを努力する。
7	○	
8	×	問題点だけではなく解決策を話し合い、両者にとって<u>最も良い妥協点を見つける</u>ことを心がける。
9	○	
10	×	他者との間のコミュニケーションとして、相手の<u>しぐさや表情の変化などに意識を向ける</u>ことは、大切なことである。
11	×	自分を知る努力と、相互尊重を忘れずに、<u>最も良い妥協点を見つける</u>ことを心がける。
12	○	
13	○	

○×問題 9 〈ボランティア論〉　解答 241ページ

1　ボランティアとは、「有志」を意味する言葉が語源である。

2　金銭の授受は禁止されている。

3　社会の要請が常に優先される。

4　ボランティアとは、経済的に裕福な人が、貧しい人に「施す」と言う考え方である。

5　ボランティアは、自分の気の向くことだけやればよい。

6　ボランティアは、受ける側が行う人の成長を見守ってくれることもある。

解答／○×問題9〈ボランティア論〉 (アンダーラインが正解)

1	○	
2	×	その貢献に対して、一部の対価（交通費など）が支払われても、<u>常識の範囲ならば非営利に反することはない</u>。
3	×	ボランティアは、特性の「自発性」や「自由で多彩な活動」の見地から、<u>自由な意思で行える</u>。
4	×	施す側と受ける側の間に、上下関係の意識があったが、ボランティア意識が社会的に浸透していく中で、共に支えあう対等の意識が生まれ、<u>経済的にも、精神的にも対等である</u>。
5	○	
6	○	

あとがき

　この本は、ポイントになるところに焦点を絞り、覚えにくいところや理解しにくいところを整理して、"図"や"覚え方"や"語呂合わせ"などを盛り込み、楽しみながら学べるように工夫しました。
　尚、「アロマテラピー教育」「アロマテラピー利用法」「ボランティア論」「メンタルヘルス」「ホスピタリティとコミュニケーション」「タッチング論」は、『資格マニュアル』を一読してから、Part 2、Part 3の問題を何回か解いて、理解してください。
　そして最後は、やはり皆さんの努力にかかってきます。私は、普段から生徒さんに、「頭が良いとか悪いとかの問題ではありません、繰り返し勉強したかどうかが鍵なのです。頭の悪い私が言うのですから…」と口癖のように言っています。
　是非、何回も繰り返し繰り返し復習して、覚えることが楽しくなるように…、そして勉強している自分をほめてあげてください。
　それでは受験勉強を楽しんでください。
　合格の後は、インストラクターとしてご活躍くださることを心より願っております。

　　　　　　　　　　　　　　　　　　　　　　　　　　　　坂本　幸香

【試験勉強のための参考資料】

　AEAJの上位資格試験には、1・2級の検定試験のような公式テキストはありません。
　AEAJ協会発行の以下の書物は、目を通して理解しておくことをお勧めします。

- 『資格マニュアル』…出題範囲と学習内容をしっかりと把握してください。
- 『アロマテラピー2級検定テキスト』『アロマテラピー1級検定テキスト』
- 『アロマテラピー用語辞典』…用語の意味を正しく理解することが大切です。
- 『アロマテラピーアドバイザー認定講習会テキスト』

　協会が挙げている、解剖生理学の参考図書。(2015.1現在)

- 『目で見るからだのメカニズム』(堺章：医学書院)
- 『ぜんぶわかる人体解剖図』(坂井建雄：成美堂出版)
- 『人体解剖ビジュアルからだの仕組みと病気』(松村讓兒：医学芸術社)

■著者プロフィール
坂本幸香（Sachiko Sakamoto）
・AEAJ認定アロマテラピーインストラクター
・AEAJ認定アロマセラピスト
・JAMHA認定バーバルセラピスト
・㈱ハーブアート・ハーバルエステティシャン
・日本アロマアーチスト協会　アロマアーチスト
・アロマサロン「幸香」主宰
認定校でインストラクター・セラピストの講師を務める傍ら、カルチャーなどで講師として20年以上アロマテラピー普及に携わっている。
http://aroma-sachika.jimdo.com/

改訂版
アロマテラピーインストラクター
試験対策＆問題集

2015年3月1日　第1刷発行

著　者	坂本幸香
発行人	小野寺恒夫
発行所	株式会社マガジンランド

〒101-0054　東京都千代田区神田錦町3-7　東京堂錦町ビル5F
販売部　TEL 03-3292-3221　FAX 03-3292-3222
編集部　TEL 03-3292-3226　FAX 03-3292-3582
http://www.magazineland.co.jp

● STAFF

カバー絵	荒井邦江
イラスト	石川　泉
写真提供	青木　滋
デザイン	鈴木博之
編　集	伊藤英俊
印刷製本	大日本印刷株式会社

ⓒ sachiko sakamoto / Magazineland 2015 Printed in Japan
本書記載記事およびイラスト写真等の無断転載・使用はお断りいたします。
落丁・乱丁は小社にてお取替えいたします。
定価はカバーに表示してあります。
ISBN978-4-86546-050-6　C0076